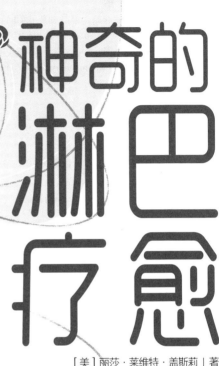

神奇的淋巴疗愈

[美] 丽莎·莱维特·盖斯莉 | 著
LISA LEVITT GAINSLEY

郭红梅　温雅 | 译

THE
BOOK
OF
LYMPH

中信出版集团 | 北京

图书在版编目（CIP）数据

神奇的淋巴疗愈 /（美）丽莎·莱维特·盖斯莉著；
郭红梅，温雅译 . —北京：中信出版社，2023.4（2024.7重印）
书名原文：The Book of Lymph: Self-Care
Practices to Enhance Immunity, Health, and Beauty
ISBN 978-7-5217-5209-0

Ⅰ. ①神⋯ Ⅱ. ①丽⋯ ②郭⋯ ③温⋯ Ⅲ. 淋巴瘤
－诊疗 Ⅳ. ① R733.4

中国国家版本馆 CIP 数据核字（2023）第 023092 号

神奇的淋巴疗愈

著者： ［美］丽莎·莱维特·盖斯莉
译者： 郭红梅 温 雅
出版发行：中信出版集团股份有限公司
　　　　（北京市朝阳区东三环北路 27 号嘉铭中心　邮编　100020）
承印者： 嘉业印刷（天津）有限公司

开本：880mm×1230mm 1/32　　　印张：11　　　字数：230 千字
版次：2023 年 4 月第 1 版　　　　印次：2024 年 7 月第 2 次印刷
京权图字：01-2022-6681　　　　　书号：ISBN 978-7-5217-5209-0
　　　　　　　　　　　　　　　　定价：68.00 元

丽莎·莱维特·盖斯莉是淋巴治疗领域的专家。20 多年来，丽莎致力于帮助癌症患者在接受化疗后重获新生。淋巴对健康的巨大影响是医学界公认的事实，这也是丽莎创作本书的基础。她在本书中，教给人们的维持淋巴系统正常运作的专业知识非常关键，堪称无价之宝。她创造的淋巴按摩方法简单易学，是保持身体健康的秘密武器。她的书是增强免疫力的重要指南，我特别推荐给大家——无论你正面临疾病还是正在寻找享受活力与健康的方法，此书都是不错的选择。

——加利福尼亚大学洛杉矶分校医学和妇产科教授、医学博士，

戈特弗里德·E. 康奈克宁

淋巴按摩是一种让人难以置信的方法，它可以使人体达到和谐健康的状态，改善免疫系统，减少炎症。我发现，淋巴按摩在预防医学、治疗疾病和失衡状态等方面的巨大作用，并没有获得足够的重视。丽莎是一位天赋异禀、值得信赖、充满激情的淋巴水肿专家。她的书是一种宝贵的资源，我们都会从她的智慧和经验中受益。我肯定会非常兴奋地与我的患者和同事分享这本书！

——加利福尼亚大学洛杉矶分校大卫·格芬医学院妇科

肿瘤学博士，雷切尔·弗兰肯达尔

堵塞身体的黏液必须被清除，才能保证身体有效地工作。我曾经非常需要一个帮我清理和重启身体的人。当丽莎开始为我清理身体时，我感觉到我的大脑与我疲惫的身体有了新的连接。我鼻腔中的黏液被慢慢排出，这让我看到了希望。在丽莎的帮助下，我的淋巴系统恢复了健康，我感受到一股强大的生命力在我的身体里涌动。我感觉很舒适。这不禁让我想到，为什么我们不能把这些方法运用到日常的保养中，让我们的精神和身体都能到达和谐状态？我会把这本书分享给我的儿子，帮他养成关注身体健康的习惯，让他学会保持身体洁净的方法，感受身体的强大力量。非常感谢丽莎与我们分享她的智慧和方法，这些都是能够真正改善生活的方法。

——女演员，塞尔玛·布莱尔

　　一旦你体验过丽莎神奇的治愈之手，你就一定会欲罢不能，终生难忘。丽莎对身体排毒和提高免疫力的深入研究，也就是对淋巴系统的研究，彻底改变了我的生活。最神奇的是，她的按摩效果立竿见影。能拥有这本全面细致的图书，我非常高兴，因为全世界都能在这本书中领略到丽莎的善良温柔以及她强大到足以改变他人一生的知识，并在自己身上亲手实践这些知识。

——女演员，芙蕾达·平托

目　录

引　言

　　植物之所以能开花，是因为它生长于肥沃的土壤中。我们喜欢花朵的芬芳与美丽，却忘了将这归功于植物发达的根系。

　　我们的体内也有一个类似的隐形系统，它根植在皮肤之下，连接着身体各处，帮助我们清理废物、输送营养，让我们拥有美丽的外表和健康的体魄。这就是淋巴系统。

　　淋巴系统随时随地为身体输送营养，可以说，我们身体的每一个细胞都受到淋巴液的滋养。但我们经常忽视淋巴系统对身体健康的重要作用。不仅如此，淋巴系统还是身体抵抗疾病的第一道防线。它能帮助身体的其他系统排除废物，并为各系统提供营养。它就像一个垃圾回收站，帮助身体各处的免疫细胞清除掉对人体有害的威胁。淋巴系统还能维持体液平衡，从而有效预防炎症，进而抵御炎症诱发的多种疾病。淋巴系统还有助于消化食物、缓解便秘。除此之外，它还能让我们的皮肤保持健康并焕发光彩。

　　利用淋巴的力量进行自我修复是我一生的课题。我的整个职业生涯都在与淋巴系统打交道，因为它真的可以改善人们的生活质量。成千上万的患者向我寻求帮助，他们患有癌症、慢性疲劳综合征、肠胃失调、莱姆病、湿疹、痤疮、慢性头痛和经前期综合征等各种各样的疾病。我还服务过许多健康的年轻人，他们有兴趣体验淋巴排毒带来的身体洁净和美容效果，同时希望能提高身体免疫力以避免患上与父母相同的慢性病。

要找到一名有资质的淋巴理疗师十分困难，我的客户也都曾寻觅过很长时间，毕竟不是每个城镇或社区都有淋巴理疗师。一些从业者仅接受过淋巴按摩美容方面的培训，只有少数持证的淋巴理疗师可以治疗疾病、改善客户的免疫系统。我希望每个人都能更容易地找到合格的淋巴理疗师，但几十年的从业经验告诉我，遇到有经验的淋巴理疗师是一件幸运的事。当然，如果我们每个人都能学会一些简单的技巧，以此激活自己的淋巴系统并加强其功用，就能用自己的双手开启自我疗愈的旅程。

大家或多或少听说过一些激活淋巴系统的方法，如蹦床、干刷、瑜伽的倒立体式，这些方法都能促进淋巴系统循环。我在本书中与大家分享的方法会更加有效，因为这些方法有助于激活免疫细胞的潜能，也就是刺激淋巴结，让它们发挥最大作用。通过本书，你将学会简单的淋巴按摩手法，只需3～5分钟，即可帮助大家释放压力、提高免疫力、促进消化、减轻浮肿，进而拥有健康美丽的肌肤。很多人在听到"按摩"这个词时，总是联想到深层的肌肉刺激，但淋巴按摩要温和得多。淋巴按摩的手法主要针对皮肤下淋巴液的走向，虽然力度较轻但效果明显。

为什么淋巴按摩会有这么多好处呢？淋巴通则全身通。淋巴按摩有助于排出体内有害物质，坚持按摩可以防止毒素堆积造成身体其他系统损伤。我在本书中提供的手法均有科学依据，并在过去几十年的临床工作中得到实践和完善，让你足不出户，便能享受专业的呵护。日常淋巴护理就和刷牙一样简单，只要你能坚持下去，你一定会喜欢上这种放松的感觉，还会利用身体的自洁能力，由内而外净化身体。淋巴按摩不仅可以改善情绪、提升能量，还能缓解身体不适，如头疼、耳朵疼、液体潴留（如水肿）。淋巴按摩很快就会成为你最喜爱的日常保健方法。淋巴按摩能释放身体淤堵，让生命重新流动起来，让你享受健康的快乐。

我的淋巴健康之旅

我从成年开始，就一直在学习与实践传统的淋巴按摩疗愈方法。我的淋巴疗愈之路开始于20世纪70年代后期。我记得很清楚，那一天，我的父母让我和弟弟坐在客厅里棕色的格子沙发上，郑重地告诉我们母亲得了癌症——那时我还不到11岁。

当时，虽还不知道癌症意味着什么，但我实实在在地感受到了母亲患病给生活带来的变化。母亲辗转于不同的医院，我们则在脑外科手术的等候区守候。还是小学生的我，开始试着理解辐射、化疗这些词汇，以及它们的副作用。随后，我又了解了其他一些对我的家庭来说非常重要的疗愈方式，其中就包括正念疗法——这种疗法通过冥想进入更深层意识，并以此达到疗愈的目的。与我之后学习的其他冥想方法不同，正念疗法会引导冥想者进行画面想象以达到更好的冥想效果。那时，我和哥哥会在地板上圈出一块舒适的区域进行冥想。在我们的想象中，海洋、月亮、山峰将被赋予如实验室、医院般的力量，好让我们的母亲有所好转。正是在这些想象中，我首次接触到疗愈这个概念。

我经常和母亲依偎在一起，盒式磁带里播放着流水潺潺的音乐，像是开满百合花的池塘流水发出的声音。我会把手放在母亲的身上，并开始冥想。我们会吃角豆粉、开菲尔、益生菌、发酵的蔬菜和螺旋藻，这些都是当时流行的食疗法推荐的食物。家里花草茶和盆栽植物的香味让人感到舒适惬意，让历经各种手术、饱受病痛的母亲得到些许放松。这种疗愈的方法对我来说十分自然，没有丝毫不寻常。

我和母亲相处的时光弥足珍贵，既温情又特别。我一点也不害怕她的疾病。那时还那么小的我，有着超乎寻常的冷静和安定。现在回过头去看，我意识到从那时起，我的觉知[1]就悄

---

1 觉知，包括觉与知。"觉"指感（感触、触碰）的过程，"知"指应（收受）的果报。——译者注

然苏醒。在那些年里，我学会了用抚触这种方式减轻别人的痛苦。我的抚触也减轻了母亲的痛苦，这让我由衷地高兴。

疗愈他人是一种无私的行为，只有无私之心才能让能量流动。我不知道那段经历对我的人生轨迹究竟有多大影响。13岁时，母亲去世，我开始寻求其他方式来弥补失去母亲的伤痛。洛杉矶的菩提树书店成了我的避难所，我在一些形而上学的书籍中探索生命的意义。我被书架上关于转世、印度教、佛教和存在主义的书籍深深吸引，在不同文化间寻找有关死亡后生命意义的答案。我开始练习瑜伽，我想知道当我的内心出现一个无法弥合的空洞时，我的身体会有怎样的反应。我渴望探索并学习不同的预防疾病的方法。

在旧金山州立大学上学的时候，我对自己身体的变化非常敏感。在不同环境下、跟不同朋友相处或是承受不同压力时，我的心情会有很大的浮动。甚至，我能感受到不同食物对我身体的影响。我旁听了有关整体健康和瑜伽的课程，并对人类学十分痴迷，也对身体与精神之间的连接，尤其是不同文化中的疗愈方式产生了浓厚的兴趣。20世纪80年代末到90年代初，替代疗法在西方医学界还没有得到广泛认可。例如，针灸在当时还被视为一个笑话，但现如今全美各处的医院和疼痛门诊都在使用针灸疗法。我毕业时获得了文化人类学学位，并辅修了宗教研究这门课程。我的目标是研究古代传统疗愈方法并加以整合，造福人类健康。但我意识到，我想要一份更实际而非纯学术的工作。

所以，我进入坐落在加利福尼亚州北部的一所身心理疗学院学习时，我立刻被淋巴按摩吸引了。在接下来的 5 年里，我完成了学业，成为一名认证理疗师，并主攻淋巴系统按摩。我喜欢淋巴按摩的感觉，这是一种前所未有的体验。淋巴按摩的节奏和力度像是起伏的海浪。每当接受淋巴按摩时，我总能重温母亲在世时的感觉，那是家的感觉，是没有失去母亲的家一般的感觉。经过多次按摩后，我的慢性消化问题得到改善，浮肿减轻，痤疮（俗称粉刺）也消失了。随着我对错综复杂的淋巴系统的深入研究，我认识到淋巴按摩如何基于科学和人体生理学而产生效果，于是我更加坚定了自己的选择。同时，我了解到淋巴系统、免疫系统和消化系统之间存在直接联系，而且淋巴按摩对神经系统有镇静作用。在学院时，我们有专门教授太极和气功的老师，这让我明白淋巴按摩的手法和节奏就像太极一样，是一种移动中的冥想。后来，当我意识到淋巴按摩可以帮助癌症患者时，我知道我找到了愿意付出一生的事业。我的事业与爱相关，与母亲相关。对她的缅怀之情让我能够全心全意地帮助他人。

20 年前，当我在加利福尼亚大学洛杉矶分校医学中心担任淋巴水肿治疗师时，我接待的人大多数是癌症患者，癌症治疗使他们患上淋巴系统疾病。尽管化疗、放疗和手术可以挽救生命，但这些治疗也会导致一种鲜为人知的疾病——淋巴水肿（身体某个部位长期肿胀，目前尚无治愈方法）。当淋巴处于不健康状态时，身体就不能有效地清除毒素和病菌，进而导致手臂或腿部肿胀，腹部或面部患上慢性炎症。我的专业训练让我有能力帮助病人缓解这些症状。我还发现，经过治疗后，他们脸上的皮肤会呈现健康水润的光泽，而就在治疗前一个小时，他们的皮肤看起来还暗淡无光。经过一周又一周的理疗，他们惊奇地发现自己的关节变得灵活了，麻木和刺痛的症状也大幅减轻，四肢不再沉重，体重也减了下来。之前需要借助各种药物才能缓解便秘的病人，现在终于可以轻松自在地排便了。他们说："这是自确诊以来，我第一次感觉活过来了。"

这些年来，我一直在思考一个问题，为什么我们不能在患病前就尽早改善淋巴系统。当然，其中一个原因是保险公司不会为此买单，我的客户习惯自掏腰包进行深层组织按摩、面部按摩、激光脱毛和其他奢侈项目来改变自己的外表。但实际上，淋巴按摩有双重益处，它可以在改善肤质、纤细腰线的同时，从细胞层面提高人们的健康状况。淋巴按摩不但可以治愈许多慢性疾病，还可以根除病因。清除淤积的毒素后，人们的免疫力和身体素质都会提高，从而变得容光焕发。

2001年，当我离开加利福尼亚大学洛杉矶分校并创办自己的工作室时，我的同事中没有一个人在从事预防性工作。虽然我的大部分业务仍是与癌症患者打交道，但我从事预防性工作的消息很快就传开了，开始有其他客户找到我，希望可以解决长期困扰他们的健康问题。我的客户受到各种病痛折磨，例如：湿疹、慢性疲劳综合征、鼻窦炎、痤疮、便秘、狼疮、莱姆病，甚至肌萎缩侧索硬化（ALS）。我的淋巴按摩技术在短时间内就吸引了很多的客户。我系统地学习过有关淋巴系统的知识，对淋巴系统的构造十分了解。为了达到更好的理疗效果，我会根据不同的病症研发专门的手法。淋巴按摩技术最初是为了治疗普通感冒和炎症而产生的，这也是我的客户们能切实地感受到淋巴按摩效果的原因所在。不久，我的工作室便人满为患，甚至超出了我的接待能力。

本书的内容全部来源于实践——在我为客户进行淋巴按摩时，他们会向我咨询如何维护淋巴健康以及如何保持已经取得的理疗效果。在一问一答之间，我发现一些身体问题可以通过自我淋巴按摩来解决，于是我开始教客户淋巴按摩的方法。一段时间后，我注意到，不管是由我为客户进行按摩，还是客户自己按摩，这些方法都取得了很好的效果。那些接受我的建议并且每天进行 3~5 分钟淋巴按摩的客户告诉我，按摩后他们的炎症减轻了，消化更好了，经前期综合征得到缓解，头痛的次数少了，睡眠质量好了，感冒次数减少了，抗压能力更强了，同时皮肤变得更有光泽，皱纹也少了。一些存在乳腺癌患病风险的客户说，乳房 X 光片上显示的乳腺密度减少了。

于是，我决定写一本淋巴护理指南，让所有人足不出户就能体验到专业人士按摩的效果。一想到本书能让每一位读者受益，我就兴奋不已。无论你是想改善皮肤状态、提升免疫力、平衡激素水平，还是想调整自己的情绪，本书都能满足你的需求。本书中蕴藏着强大的能量。

如今，淋巴按摩已经从鲜为人知发展为大众熟知的保健手段。在我的实践中，我发现淋巴按摩有以下好处：

加速：有利于减肥、疾病恢复、运动损伤恢复和术后康复。

效果：让皮肤光泽水润。

平衡体液：提高免疫力。

净化：排出毒素。

提高：助消化、提高精力、提神、提高身体自愈能力、助眠。

减轻：减少焦虑与神经系统紊乱，减轻肿胀，减轻癌症治疗副作用，减少脂肪囤积，减轻普通感冒和流感症状，减轻湿疹、头痛、淋巴水肿症状，减少产前和产后不良症状，缓解喉咙痛，缓解自身免疫疾病（如克罗恩病），缓解慢性疲劳综合征、纤维肌痛、格雷夫斯病、莱姆病和狼疮等病症以及减轻甲状腺问题。

缓解：缓解便秘、痛经、围绝经期和绝经期症状。

治疗：治疗炎症。

我知道，以上罗列的各种好处显得很不真实，但我向你保证，淋巴按摩确实益处多多，这也是为什么越来越多的医生，包括肿瘤专家和放射科医生都在推荐淋巴按摩。因为他们知道，淋巴与身体其他系统紧密相连，广泛分布在身体各处，淋巴对身体健康影响巨大。

　　我们的细胞不断更新，为新的健康模式的出现创造了机会。淋巴按摩将身体健康与情绪稳定联系起来，你只需养成每日淋巴按摩的良好习惯，就可以同时解决身体和心理两方面的问题。这将从根源解决问题，帮你释放压力，消除病症。每一次自我淋巴按摩结束后，你都会感觉神清气爽。这种焕然一新的轻松感就像洗澡或水疗后的感受一样。

　　无论何时何地，只要你的身体出现问题，你都可以翻阅本书，寻找合适的解决方法。这里集合了我最好的淋巴按摩顺序、策略、技巧和常用方法，是我在讲座中教授过的内容，也是我每天都会用在客户身上的手法。

　　第一部分：介绍了有关淋巴系统的基本常识与科学原理，以及自我淋巴按摩对维持健康至关重要的原因。

　　第二部分：包含针对性的淋巴按摩方法。例如，美容的淋巴按摩方法、提高免疫力的淋巴按摩方法、控制体重的淋巴按摩方法、减轻压力的淋巴按摩方法、改善睡眠的淋巴按摩方法等。这些方法快捷、简单且具有很好的疗愈效果。学会这些方法，你将拥有增强体质的秘密武器和变美变好的非凡能力。你可以随时随地进行自我淋巴按摩，而你所需的仅仅是柔软的手指。这种方式能让身体得到令人难以置信的滋养和舒缓。

　　第三部分：介绍了多种整合疗法，可作为淋巴按摩方法的补充。书中所写的有关淋巴健康与护肤、整合疗法以及运动健康的一切，都以科学研究为基础。此部分将向你展示如何通过日常的自我护理增强体质。

　　你的身体健康是一个变数，但你维持自身健康的能力是一个常数。我希望这本书能给你的人生旅途提供一些帮助。如果我们的日常淋巴按摩使身体感到放松舒适，就证明我们已经找到健康的基石。

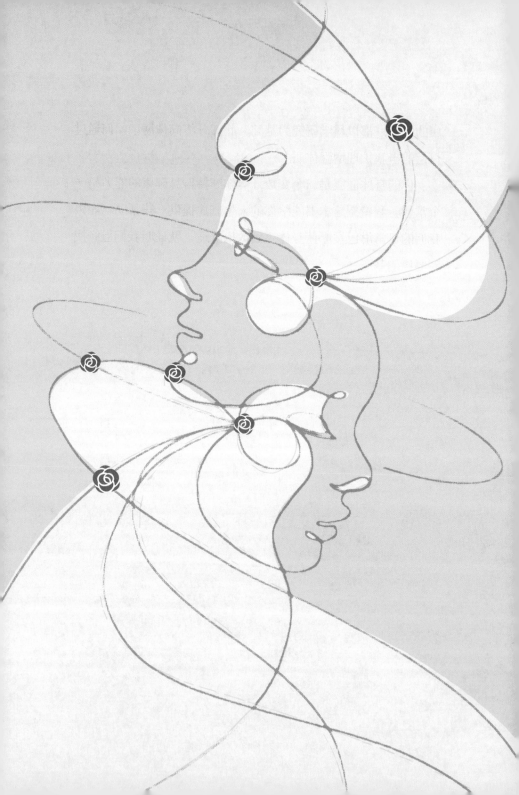

第一部分

淋巴的力量和
淋巴科学

第一章

免疫之河

你已经在锻炼了，吃得健康，也在努力平衡生活中的压力，但你还是感觉很不舒服。我每天都听到客户对我倾诉类似的感受。他们带着诸如"感觉有些不对劲""我一直很累"之类的状态而来。"我吃得好，睡得好，积极锻炼，还吃了补品——但我疲惫不堪。""我总是便秘。""我什么都试过了，但我就是觉得不舒服。"

然而，这些抱怨并不会引起医务工作者的重点关注。虽然这些症状在某种程度上会影响生活质量，但它们并不代表你患了什么重大疾病。在我看来，这些症状是在告诉我们，我们的身体已经处在不平衡的状态。所以，当我在工作中听到这样的抱怨时，我都会谨慎对待，并为客户寻求重获健康的方法。我发现，一旦解决了淋巴系统存在的问题，上述症状就会减轻。甚至还有人反映，他们不但身体更加强健，情绪也更稳定。这确实不足为奇，因为淋巴系统与身体其他各系统息息相关，其中也包括神经系统和消化系统，而神经系统尤为重要——遍布全身的神经元网络如同纵横交错的河流。所以，当淋巴系统运转良好时，我们就会生机勃勃、精力充沛、头脑清醒，也能免受消化不良、排泄不畅之苦，更能享受高质量的睡眠，以保证白天可以集中精力处理日常事务。最重要的是，我们能拥有强健的体魄，安然度过流感高发的季节。

相反，如果我们的淋巴系统堵塞不畅，我们就会无精打采、情绪低落。当然，我们还可能遭受便秘、头疼以及身体其他部位莫名疼痛的困扰，仿佛只要有人在我们身边打个喷嚏，就能让我们患上感冒。我们的情绪还会比平时更容易波动，陷入没有缘由的焦虑之中。我们无法看见，在皮肤之下，"淋巴之河"淤积堵塞，已经慢如龟移，致使身体其他器官也不能发挥正常功能。不管是我们的肝脏、皮肤、大脑还是其他器官，都要仰赖健康的淋巴系统才能更好地工作。

呵护我们的淋巴系统就像每天刷牙一样重要。我们都知道，只有将细菌和牙菌斑清理干净才能保证牙齿的健康，呵护淋巴系统也是一样的道理，一旦疏于防护，问题就会越积越多。

我们都有过这样的经历，当我们打扫完房间、清洗干净汽车或者整理好书桌，我们就会心情舒畅。这就是大扫除后的如释重负。我们清除了家里的污垢、丢掉垃圾、将物品摆放好，空气就能流通起来。淋巴按摩对我们的内在器官也能产生这样的功效，它就像对身体的一次大扫除。短短的 5 分钟就能让你的身体更加轻松有力量，因为按摩可以减轻淋巴阻塞的状况，让淤积的河流重新流动起来。

不过，在我告诉你淋巴按摩的秘诀之前，我要先讲讲淋巴系统的解剖结构和功能，这样你才能更加清楚地了解淋巴系统是如何运作的，以及为什么淋巴对我们的身体健康至关重要。

淋巴系统基础知识

淋巴究竟是什么？为什么我们在学校学习循环系统、消化系统时并没有讲到淋巴？淋巴系统对免疫系统如此重要，我也一直非常疑惑为什么大多数人并不了解淋巴系统。既然如此，那就让我来讲讲有关淋巴系统的基础知识吧！

我们的身体有两套循环系统。

心血管系统：由心脏和血管组成。心脏是该系统最重要的器官，处于中心位置，再配合大小血管组成的运输网络向全身输送血液。血液中的氧气和营养会被送至身体的每个细胞。动脉从心脏输出血液，静脉则将血液送回心脏，如此反复，构成我们的血液循环系统。通过动脉，营养物质被运送至身体各处，保证我们的生命体征正常并调节我们的体温，静脉则带走细胞产生的二氧化碳。

淋巴系统：淋巴系统是人体的废物处理系统，可以算作是人体的"第二循环系统"。就像家中的两套管道系统，一套为我们带来干净的生活用水，另一套则带走生活污水，淋巴系统就是二者中的"污水"处理系统，带走身体产生的垃圾。淋巴系统大约是血液循环系统的两倍大，但并没有一个像心脏一样的中枢动力器官。所以，淋巴液无法循环流动，只能朝着心脏的方向流动，它将临近动脉的搏动、骨骼肌的收缩以及呼吸作为动力。所以，淋巴按摩、呼吸练习、规律运动对淋巴系统的健康非常重要。

　　淋巴系统在我们的身体内扮演多个重要角色。淋巴系统是免疫系统的重要组成部分，能产生抵抗病毒的白细胞。淋巴系统也是人体的"清洁工"，帮助人体清除废弃物、过滤致病菌。淋巴系统通过吸收肠道中的脂肪和脂肪酸，并将这些物质送回血液循环中作为细胞的燃料，进而帮助消化系统维持正常的工作。不仅如此，淋巴系统还能通过收集、过滤、吸收体液，来维持体液平衡，避免因体液过多而引起组织肿大。我将在后面的章节中更全面地介绍淋巴系统扮演的各个重要角色，让我们先一起详细了解一下广泛分布、错综复杂的淋巴系统吧。

淋巴系统的解剖学

　　在人的一生中，淋巴系统不断将免疫细胞送至全身。当我们查看淋巴流向图时，会发现淋巴结就像高速公路上的加油站。淋巴结中有一种被称为淋巴细胞的白细胞，它们会在此处灭杀病毒并过滤组织液（存在于细胞之间的液体）中的有害物质，得到净化的组织液将继续前行，回到血液循环中。

淋巴并不是在体内随意循环，它有精准的路径。淋巴液的流动方向是从四肢回流至心脏。如果你研究过地质学就知道，河流和溪流可以汇聚小流域的水源，再一同流向更广阔的地区，比如海洋。我们的身体与自然如出一辙，淋巴液的循环方式与河流相似，先流入遍布全身的淋巴结，最后汇聚到血液循环中。淋巴系统的独特之处，决定了淋巴按摩不同于一般的深层组织按摩。牢记这一点，这将为淋巴按摩奠定基础。

淋巴分布图

每每初见客户，我都会给他们看下面这张图。大多数人都不知道，淋巴管在人体的分布与血管十分相似。注意淋巴分布的系统性，毛细淋巴管、淋巴管和淋巴导管几乎遍布全身。淋巴系统是一个由毛细淋巴管、淋巴管、前集合淋巴管、集合淋巴管以及淋巴干组成的复杂网络，它们将组织液运送至淋巴结。淋巴结充当过滤站，在这里，被称为巨噬细胞和淋巴细胞的白细胞可以吞噬或破坏有害物质，并将过滤后的组织液送回血液，最终这些有害物质会通过肾脏和肝脏的代谢功能，随大小便排出体外。

淋巴液是人体细胞的废弃液体。每天，体液从毛细血管渗出，进入组织液。虽然其中一些液体会被毛细血管重新吸收，但淋巴系统的工作就是收集其余的废液（也被称为淋巴负荷）。淋巴负荷中的废弃物质，包括代谢废物、蛋白质、激素、脂溶

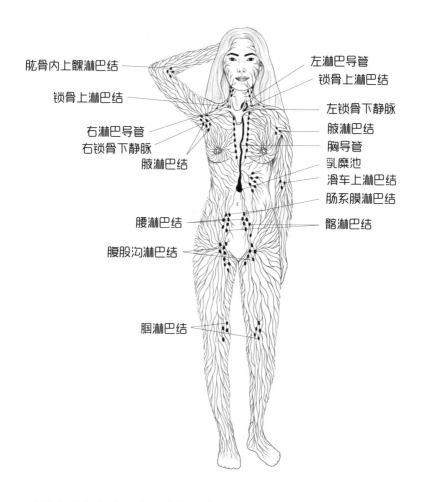

肱骨内上髁淋巴结
锁骨上淋巴结
右淋巴导管
右锁骨下静脉
腋淋巴结
腰淋巴结
腹股沟淋巴结
腘淋巴结

左淋巴导管
锁骨上淋巴结
左锁骨下静脉
腋淋巴结
胸导管
乳糜池
滑车上淋巴结
肠系膜淋巴结
髂淋巴结

性维生素和免疫细胞，往往因为分子太大，不能被毛细血管吸收。如此一来，有害物质才不会在人体组织中堆积。体液通过毛细淋巴管进入淋巴系统，毛细淋巴管形如手指，分布在表层皮肤之下。毛细淋巴管遍布全身，包括消化道、生殖系统和呼吸系统。毛细淋巴管的盲端有能开合的细胞，它能吸收组织

液，就像海绵吸水或者是
植物的根茎吸水那样。这
些细胞也具有渗透性，组
织液、细菌、病毒和癌细
胞可渗透进淋巴系统并被
系统净化。

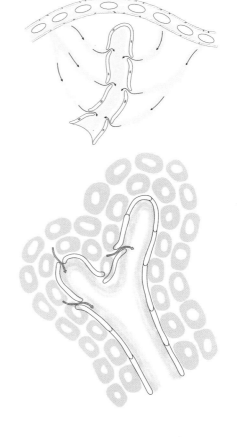

　　淋巴液中一半是富含
营养的血浆蛋白（血浆在
输送营养后离开细胞），
另外一半则是静脉系统无
法重新回收的有害物质。
当淋巴液被多孔的毛细淋
巴管吸收后，淋巴液通过
淋巴管单向流动，最终到
达淋巴结，并在那里得到
净化。你的身体每天要运
送大约3升清洁淋巴液回
到血液中，如此反复，周而复始。

　　淋巴系统从血管中捕获细胞碎片的方式与排水沟收集树
叶、尘土和雨水的方式类似。如果排水沟不能正常工作，充满
细菌的垃圾就会塞住，然后溢出来散落到你家草坪上。

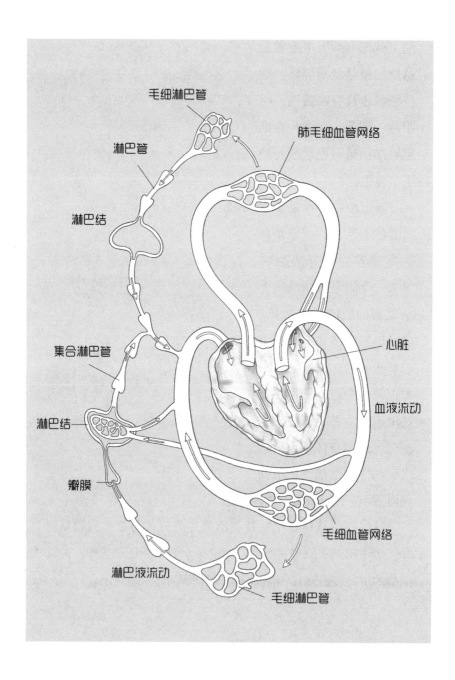

淋巴结

　　淋巴结是淋巴按摩的基石。在本书第二部分将要讲解的方法中，你将了解分布在各关节处的淋巴结，并学习如何按摩它们，其中包括头部、腋窝、胸骨、腹部、大腿根、肘窝和膝窝等。

　　你的全身有 500~800 个淋巴结，它们通常集中分布在被脂肪包裹的静脉周围。细菌、病毒与免疫细胞在淋巴结相遇，以此触发至关重要的免疫反应。淋巴结只有一颗豌豆或芸豆那么大，却担负着保护身体免受侵害的重要责任。健康的淋巴结

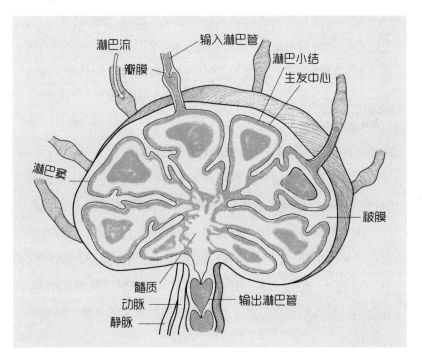

直径在 2 毫米到 2.5 厘米之间，大小不一。淋巴结不会再生，所以如果不幸在手术中被摘除（通常是为了治疗癌症），就可能导致机械性功能不全，最终导致淋巴液不能及时过滤。这会让你更容易患上淋巴水肿和其他淋巴系统疾病（我将在第二部分详细介绍相关知识）。

淋巴液流经输入淋巴管进入淋巴结。在那里，巨噬细胞开始工作，将淋巴液中的细菌过滤并吞噬掉。淋巴细胞还会消灭掉其他对身体有害的物质。淋巴液可能需要通过好几个淋巴结才能被彻底净化，一些无法过滤的物质（如灰尘和色素）将一直留在淋巴结内。

过滤净化后的淋巴液会被送到输出淋巴管，输出淋巴管负责将淋巴液运送至更加复杂的淋巴管、淋巴导管，并单向流动到心脏，最终重新回到血液循环中，这时的淋巴液已经不含毒素。这就是为什么淋巴会被称为"伟大的回收者"——你将家里的垃圾丢出去，回收者将它们分类处理，运送到回收站，消毒后循环利用——淋巴的功能与其十分类似。

许多人是在与感染做斗争时才了解自己的淋巴结，此时的淋巴结因为白细胞大量堆积而肿胀（白细胞可以杀死细菌）。你可能有过这样的经历：感冒时，淋巴结变大（尤其是颈部的淋巴结），触摸时甚至有明显的痛感。也许当你深受炎症之苦，淋巴肿大时，你根本无心按摩淋巴。但了解淋巴的生理结构、知晓淋巴按摩的正确方式，将有助于你加快身体自愈、缓解不适症状。

淋巴的"语言"

学习淋巴和淋巴按摩知识的感觉，有点像初到一座新城市的新鲜感，虽兴奋但有一些抗拒。在你想要跳过这些知识直接进入有关按摩方法的部分时，可以试想一下，初来乍到的你是不是应该先看看地图，让自己适应一下环境。

讲授淋巴知识时，我喜欢尽量使用科学术语。我知道这些术语很难记忆，所以本书最后附上了一个词汇表，方便读者朋友们查阅和参考。学习正确的术语很重要，这将有利于你与医生或者其他从业人员进行有效交流，让他们充分了解你的身体状况。

此外，我坚信冥想的力量，这一信念也贯穿全书。语言和意念具有神奇的治愈力。如果你练过瑜伽，那么你一定知道梵文体式名有多难记。但只需几节课，这些梵文就能变得像母语那样简单。我向你保证，你也很快就能掌握有关淋巴的术语。

淋巴分层

同洋葱一样，我们的淋巴系统也有分层：浅层淋巴系统和深层淋巴系统。我常说，了解这一基本概念，可以帮助人们在淋巴按摩的实践中获得最佳效果。

浅层淋巴系统位于真皮层中，也就是皮肤下方。众所周知，皮肤是人体抵御外来物质入侵的屏障，也有助于通过排汗来排出体内毒素。人体大部分浅层淋巴管，包括毛细淋巴管和其他淋巴收集结构，都位于肌床上方。巨大的淋巴网络与毛细血管并存。从这些毛细血管中渗出的大分子物质进入淋巴液中，成为淋巴系统的一部分。淋巴按摩时，你的双手就是在按这些淋巴。

深层淋巴系统负责帮助内脏器官和深层肌肉排出毒素。淋巴干和淋巴导管就分布在这些区域。经淋巴结过滤后的淋巴液会流入输出淋巴管中，呈网络分布的淋巴管组成淋巴干，淋巴干的作用是收集所有淋巴管中的淋巴液。输出淋巴管汇集的淋巴液会流入右淋巴导管（收集全身约四分之一的淋巴液）和左淋巴导管中（收集全身约四分之三的淋巴液）。左淋巴导管是全身最大的淋巴导管，也被称作胸导管。

胸导管，从腹部开始一路延伸至左锁骨下静脉，将净化后的淋巴液输送回血液。左右锁骨下静脉在锁骨附近，于颈内静脉连接处进入静脉系统。

通常情况下，浅层淋巴管与静脉的路径一致，而深层淋巴管与动脉的路径相同。深层淋巴系统还负责从肠道中吸收脂肪以及收集下肢的淋巴液。腹式呼吸可以刺激淋巴循环，这就是为什么呼吸练习对所有按摩都至关重要。

功能良好的淋巴系统为免疫系统提供运输工具，成为人体的"高速公路"。如果两层淋巴系统中的任何一层被堵塞或功能失常（可因遗传因素、淋巴结切除或其他应激因素导致），细胞废物和蛋白质就会在组织中堆积。

　　淋巴还可以调节体液平衡，这就是为什么每次淋巴按摩后你会感觉身体轻盈、容光焕发，脸部和腹部的肿胀减轻。当小分子蛋白质从毛细血管壁渗出时，组织液中的渗透压就会增加。而毛细血管只能吸收部分液体，大部分的液体会在组织间隙积聚。如果这种情况没有被及时发现并有效处理，人体的血容量和血压就会显著下降，而组织液的体积则会持续增加，造成水肿。

　　这就是毛细淋巴管至关重要的原因：毛细淋巴管是整个淋巴系统开始的地方，多余的组织液和蛋白质被毛细淋巴管吸收，最终回到血液循环中，保持体液的平衡。淋巴按摩重点针对浅层淋巴系统，根据浅层淋巴循环的流动方向，配合同方向的按摩手法，加快毒素排出的速度，同时利用呼吸练习和按摩腹部深层淋巴系统，模仿人体自身功能，加快免疫细胞的流动，促进身体恢复健康。这就是为什么淋巴按摩如此有效，因为其目的就是加快淋巴流动，提高淋巴过滤的效率。

　　正如前文所写，与人体的主循环系统不同，淋巴循环没有像心脏那样的中央动力提供者。但是，淋巴确实有其独特的循环方法，由内在和外在两种方式推动。

　　淋巴管有一种瓣膜结构，这些瓣膜呈心形，就

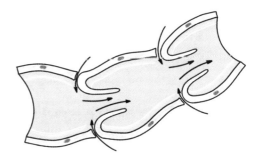

像项链上的一颗颗小珍珠，里面充满了淋巴液。平滑肌收缩每分钟产生 6~12 次电脉冲，控制瓣膜的开关和淋巴管的收缩、放松。这便是淋巴循环的内在动力——依靠淋巴管壁上肌肉细胞的收缩制动。

淋巴管内的瓣膜起到推进器的作用，防止淋巴液回流。在按摩过程中，用力过猛或按压过深都会导致瓣膜痉挛，淋巴流动就会暂停。有的人在诸如桑拿的酷热中，或者在譬如冰浴的极寒中，会突然感觉身体肿胀，这可能就是淋巴液滞留导致的。极端温度会对皮肤造成很大的刺激，进而影响淋巴液的流动。淋巴按摩缓慢的节奏可以防止淋巴液回流。

淋巴循环外在动力主要是血管搏动、心脏收缩、骨骼肌收缩、胃肠道肌肉收缩以及呼吸运动等产生的推动力。在本书的第二部分，你可以学习专门针对于此的按摩手法和呼吸技巧，好让淋巴循环更顺畅。

淋巴分区和区界线

我们已经了解了淋巴的解剖学结构以及淋巴流动的方式，现在我想向大家介绍淋巴的分区。淋巴分区针对浅层淋巴系统而存在，你身体的不同区域会将淋巴液排入对应分区内的淋巴结里。

淋巴按摩的位置依照身体不同区域而定，我们可以将其看作淋巴按摩的"地图"。将不同淋巴区域分开的间隔线叫作

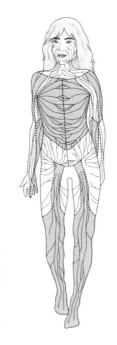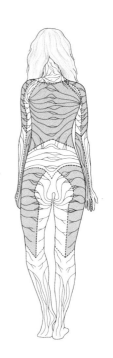

区界线。淋巴液流向不同区域的淋巴结。在按摩的过程中，也要依照淋巴结分布的方向来按，就像给一幅图画上色。了解淋巴分区十分重要，因为它能帮助你更好地进行按摩。

人们常说："水往低处流。"但淋巴液的流动并不总是这样。所以，了解淋巴循环的流向十分重要。在日常淋巴按摩中，我们大概会按揉 6 个不同的淋巴分区。了解这些知识会让你更加直观、自信地使用书中所教方法，并获得最佳效果。

淋巴液不仅流向全身，还从背后往前胸流动，并流向心脏。在我的日常工作中，我常让客户先仰卧开始治疗，好刺激他们身体正面的淋巴循环。

当此处的淋巴液疏通后，整个上半身右侧区域的淋巴液，也就是约占全身四分之一的淋巴液会进入靠近锁骨下静脉的右淋巴导管，在这里最终返回血液循环中。这一区域包括右臂、右胸、右乳、上半身右侧（包括前胸和后背），以及头部、颈部和面部的右侧。其余四分之三的淋巴液流入胸导管，

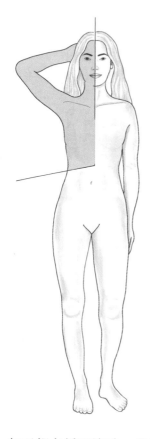

从左锁骨下静脉进入血液循环。这四分之三的淋巴液来自下半身（双腿和腹部）、胸部左侧、左乳、上半身左侧（包括前胸和后背），以及头部、颈部和面部的左侧。这些淋巴导管连接心脏上方的大静脉，将过滤后的淋巴液返回静脉系统。

就像地球一样，水分约占我们身体的 70%，其中包括血液、组织液和淋巴液。不同的营养元素会溶解在不同的体液中，并流动到全身各处。不同的体液共同协作可以保护和修复人体，而各种体液的顺利交换关系到体内细胞、组织和器官的正常运作。

我们的身体中约有 3 升淋巴液每天都在循环流动，它们有一定的运输能力。如果淋巴液流动缓慢，势必造成淤堵。我喜欢把淋巴负荷比作高峰期人满为患的公共汽车。每一站下车的人要与上车的人基本持平，才能保证汽车顺利高效地前行。当你感到颈部淋巴结肿胀时，这就代表淋巴循环出现了淤堵。这说明身体产生废物的速度比淋巴系统净化的速度快，就好比乘公交车时下车的人少而上车的人多——你的身体正在与不断淤积的毒素抗争。

我还喜欢用另外一个与交通相关的比喻来说明淋巴流动

速度的重要性，那就是可怕的交通堵塞。如果高速公路上的一个出口被关闭，那么一长串车辆就无处可去。当太多的身体废物淤积在淋巴结和淋巴通道，或者淋巴结被去除，此条淋巴运输线路就会出现"交通堵塞"。如果我们的身体不能持续有效地排出废物，那么其他身体功能也会受到影响。幸好通过淋巴按摩和养生保健，我们还可以"曲线救国"，采取"绕行"策略清理堆积的废物。可参考书中关于淋巴水肿的章节，了解癌症患者术后或淋巴切除后如何"重建"淋巴通道。

　　淋巴系统的输送能力是指一次可输送的最大淋巴液流量。淋巴系统并非一直以最大运送量运行，淋巴管的功能如何取决于淋巴管的负荷和运输能力。有时，淋巴系统需要处理额外的负荷（比如感染）。通常情况下，我们的淋巴系统都能处理这样的额外负荷，因为淋巴系统具有储备功能。储备功能将对额外的负荷做出反应，将那些淋巴液送至目的地。幸运的是，身体健康的人的淋巴液运输能力通常大于每日所需运送的淋巴液量。如果身体出现额外的淋巴负荷，也能调动储备功能来应对。

　　但是，这个额外负荷也不能超过太多，就像不能让汽车严重超载或者是汽车动力不足时还不停下车来加油加气。这会让淋巴系统负担过重。这时，需要输送的淋巴液量将超过最大输送能力。组织空间内液体积聚过量，就会导致肿胀。肿胀明显时，我们甚至可以看见或者摸到。这被称为淋巴系统动力不足。当集合淋巴管在很长一段时间内以最大容量工作时，如持续数月，则可能对淋巴系统的管壁和瓣膜结构造成损害，导致机械功能不全。

这时，应尽快减少淋巴液运送量。我在本书后半部分中列举了一些切实有效的按摩方法，可以轻松达到效果。我们可以通过运动来刺激淋巴系统（运动可使淋巴收缩率增加约 10 倍），也可以通过淋巴按摩中的特定手法来加快淋巴循环，这种方法甚至比运动更有效，因为我们的双手将直接针对淋巴结发力。事实上，这就是淋巴按摩在按摩技术中独树一帜的原因之一——它针对的是免疫系统，而不是肌肉或组织。在下一章中，我将更详细地介绍淋巴系统动力不足以及淋巴系统机械功能不全对人体健康的影响。

淋巴的得名

淋巴（Lympha）在希腊语中是"水"的意思。这个词完美展现了淋巴的功能和古人的智慧。淋巴滋养着人体的每一个细胞，它赋予身体自然的治愈能力。

淋巴与宁芙（Nymph）一词密切相关。那是古希腊神话中居于河流和泉水中的仙子，拥有净化水源的神力。淋巴也与一位古罗马农业神的名字有关，体现了水的神性，现在也用来表示淡水水源。所以，淋巴一词从字面上就体现了淋巴系统对健康的重要性！

人体健康卫士：淋巴管和淋巴瓣膜

毛细淋巴管比毛细血管大，但仍然十分纤细。它们位于皮肤表层下方，在结缔组织中穿行，从组织液中吸收多余的废物和蛋白质。这些渗透性毛细淋巴管包含重叠的内皮细胞，内皮细胞负责释放控制血管收缩和舒张、血液凝固、免疫功能和血小板凝固的酶。当周围组织液压发生变化时，淋巴管要么扩张吸满淋巴液，要么收缩将淋巴液推入前集合淋巴管，以此推动淋巴液进入更大的淋巴管，也就是集合淋巴管，统称淋巴管。集合淋巴管的作用是吸收淋巴液，它们比毛细血管结构更复杂，包含平滑肌细胞和瓣膜。这些结构有助于吸收淋巴液，并推动淋巴液朝着一个方向流动。

集合淋巴管由心形瓣膜隔开，这是你理解淋巴按摩要义的关键之一，也是你在按摩过程中将重点针对的地方。为什么在大多数情况下，你需要用手掌而非指尖来按摩呢？是因为只有如此，你才能模仿这些集合淋巴管中瓣膜的模式和作用。当你按摩浅层淋巴系统时，你会将淋巴液推移到淋巴结中。而当你学习淋巴管的运作模式进行按摩，以及通过深度的呼吸练习来拉伸这些集合淋巴管的外壁时，你就会因增加集合淋巴管的脉动而促进淋巴细胞生长！

胸导管是最主要的集合淋巴管，全身四分之三的淋巴液通过胸导管回归血液循环。胸导管的起始端是腹部的乳糜池。乳糜池呈囊状，它从小肠吸收脂肪，使淋巴液呈乳白色，并将下

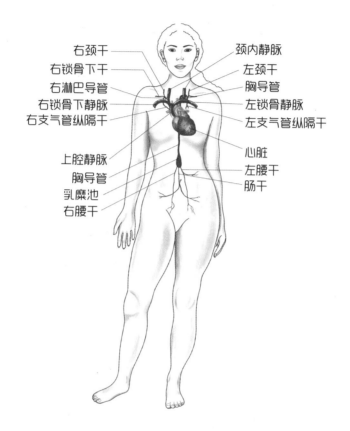

半身的淋巴液运送至心脏。胸导管沿着脊柱向上，起始位置大概在第二腰椎和第十一胸椎水平位置，直径为 2~5 毫米，长度在 36~45 厘米。

　　胸导管的结构多变，在淋巴系统中起着十分重要的作用。在后文的按摩方法讲解中，我们会经常提到胸导管。触动膈肌的深呼吸会影响胸导管的功能，这就是为什么呼吸练习对淋巴流动的畅通至关重要。当我们做膈呼吸时，会刺激淋巴液回归血液。

淋巴干位于淋巴系统中较深的区域，它收集的是清洁的淋巴液。淋巴干都以其所收集的淋巴液的区域命名，是输出淋巴管的中枢，负责将淋巴液送至胸导管或右淋巴导管，最后进入血液循环。

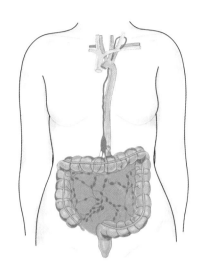

看不见的卫士：淋巴

淋巴系统是免疫系统不可分割的一部分，没有它，心血管系统就无法正常工作，你最多只能活一到两天。

随着胎儿的发育，骨髓中会形成干细胞，干细胞再转化成白细胞和淋巴细胞，并被运送到全身的淋巴器官。很多器官我们甚至并不认为它们是淋巴系统的一部分，但实际上，这些器官对我们的健康至关重要。

这些淋巴器官——骨髓、扁桃体和腺样体、胸腺、黏膜相关淋巴组织、肠相关淋巴组织、脾脏、阑尾、派尔集合淋巴结和尿道，是小块淋巴组织。这些地方聚集着大量细菌，淋巴在此抵御感染。它们是免疫系统的关键屏障，在身体防御机制和抵抗疾病方面发挥重要作用。

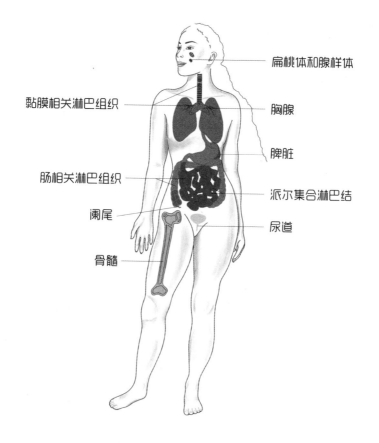

扁桃体和腺样体

黏膜相关淋巴组织

胸腺

脾脏

肠相关淋巴组织

派尔集合淋巴结

阑尾

尿道

骨髓

　　大约 50% 的淋巴组织属于黏膜相关淋巴组织，处于消化系统、泌尿系统和呼吸系统中，它们可以过滤异物：眼睛、鼻子、嘴巴和消化道的黏膜，能防止病原体入侵人体或进入体液；扁桃体和腺样体可以杀死你呼吸的空气中或你吃的食物中的病原体；脾脏可以过滤血液，产生淋巴细胞，储存血小板和免疫细胞；胸腺是 T 淋巴细胞生长的地方。肠道中也有淋巴结，被称为肠相关淋巴组织，包括阑尾、派尔集合淋巴结（主要在小肠壁中发现的小块淋巴组织）和小肠中的少量独立淋巴滤泡。

黏膜相关淋巴组织可激起重要的免疫反应，以保持肠道的平衡。事实上，肠道中的淋巴约占免疫系统的 70%，它们是抵御食源性疾病的第一道防线。小肠绒毛中数以百万计的淋巴管被称为乳糜管，负责帮助身体从食物中提取营养物质，吸收脂肪、脂溶性维生素（脂质）、电解质和蛋白质，并将这些养料输送回血液。当淋巴通过胸导管底部的囊（乳糜池）吸收脂肪时，就会呈现出独特的乳白色。

淋巴器官产生的 B 淋巴细胞和 T 淋巴细胞，就是我们的身体要对抗感染时发挥重要作用的白细胞。B 淋巴细胞来源于骨髓，可产生抗体，而 T 淋巴细胞在胸腺中成熟。此外，胎儿出生后，淋巴组织在阑尾中积聚，有助于 B 淋巴细胞和一种被称为免疫球蛋白 A 的抗原成熟。医学界曾认为阑尾基本无用，但现在他们推翻了这一认知。随着年龄增长，阑尾的作用会大大降低，但它可以促进一种分子形成，这种分子控制着淋巴细胞流动的方向。

淋巴系统是先天免疫系统和适应性免疫系统的一部分。"先天免疫"能立即识别并消除病原体，防止疾病传播。我们的淋巴器官、自然杀伤细胞、巨噬细胞、白细胞、树突状细胞和其他细胞都是其中的一部分。淋巴系统中集中着淋巴细胞和免疫细胞，这些细胞可以识别对人体有害的病原体。

适应性免疫系统（有时也被称作获得性免疫系统）的形成

是一个长期过程。适应性免疫系统所需的白细胞少而精，但这些白细胞具有特殊的功能。例如，B 淋巴细胞和 T 淋巴细胞，它们可以识别病原体，再通过复制细胞杀死病原体，让身体对"敌对"病菌产生实质性反应。我们的身体会记住这些"敌人"，以便在必要时能再次识别它们。例如，如果你得了麻疹，一旦康复，你的身体就有了抵御这种疾病的能力，也就是你对麻疹免疫了。不过，并非所有传染病都能如此。但是，当免疫系统追击"敌人"出错并开始攻击自身，从而导致自身免疫疾病时，适应性免疫也会让人头疼，如狼疮或类风湿关节炎。

我们的身体必须能够精确定位并抵御病原体，才能保持最佳健康状态，从而保持淋巴健康。淋巴为我们的身体提供了抵抗疾病和排出毒素的免疫能力，是当之无愧的超级英雄。讲到这里，你是不是已经开始关注淋巴系统的健康，甚至开始评估自己的淋巴系统是否循环顺畅了。当我们的免疫反应处于平衡时，我们的淋巴系统就会畅通无阻。

但在你的生活中，你可能经常感冒或者频繁出现慢性炎症，并因此造成淋巴系统不通畅，进而对免疫系统产生不利影响。事实上，健康的钟摆受到多种因素影响。你一旦认识到淋巴的作用，就可以利用它来扭转局面。当你按照本书中的介绍，练习任何一个方法时，你都能提高自己的免疫力。我想不出比科学原理和生理知识本身更有力的理由来劝你将淋巴按摩变成日常生活的一部分了。这只是常识！

在下一章中，我将带领大家了解淋巴之河是如何流过并影响你身体的每一个主要系统的健康的。当其中一个系统失调时，你可能会有各种各样的症状，而你甚至可能都没有意识到这些症状与淋巴健康有关。一旦你了解了淋巴和器官功能之间的联系，你很快就能学会如何引导和疏通体内的淋巴通道。

淋巴的前世今生

当我向人们介绍淋巴系统时，我喜欢从头说起，毕竟人们对淋巴的好奇由来已久。

几千年以来，包括印度、希腊、罗马、埃及和中国在内的许多文明中都出现了和淋巴系统相关的记载，其古代文献对淋巴结和淋巴管的命名各有不同。比如，中国曾称其为经络。"医学之父"希波克拉底认为淋巴液是"白血"，并将其称为黏液质，这是他提出的四种气质之一（其他三种是多血质、胆汁质和抑郁质）。另一位名叫赫罗菲拉斯的古希腊医生发现，肠道中冒出的血管又进入许多类似腺体的组织，还提到淋巴结和"乳白色静脉"——这就是淋巴系统！

但几乎在所有的文明中，都没有对淋巴和血液做区分，可能是因为缺乏先进的观察工具，所以淋巴系统独特广泛的管道网络并没有被发现。遍布全身的淋巴管道十分细小，有的甚至需要在显微镜下才能被观察到，古代的科技水平还不足以发现淋巴管道的存在。

医学和解剖学的研究在中世纪时受到阻碍，直到文艺复兴时期，对人体的研究和探索才重新流行起来。17 世纪是研究淋巴系统的黄金时代。1622 年左右，意大利外科医生加斯帕·阿塞利首次对淋巴管、静脉和肠乳管（小肠中吸收膳食脂肪的淋巴管）进行了区分。所以，许多人把淋巴系统的发现归功于他。1637 年，丹麦人托马斯·巴托林将淋巴系统描述为"一个净化身体、调节营养、消除肿胀和水肿的生理过程"。他称这些管道为淋巴管，内流物为淋巴液。

瑞典科学家奥洛夫·鲁德贝克是第一位认识和理解人体淋巴系统的解剖学家，他认为淋巴系统与身体其他系统相互交织、相互影响。1647 年，法国人让·帕奎特对淋巴系统的研究取得了新的突破，证明了淋巴回流的路径。首先，腹腔淋巴结将淋巴液从乳糜池导流至胸导管，再进入颈部锁骨下静脉的淋巴结，最后回到血液循环中。1692 年，压汞法让人类第一次观察到淋巴流向。快进到近两百年后的 1885 年，法国人玛丽·菲利伯特·康斯坦特·萨菲绘制了一幅巨大的淋巴系统图谱，我们至今仍在使用。

19 世纪末，几位医生通过按摩、皮肤护理和运动治愈了象皮病——一种淋巴系统受损后引发的慢性疾病。外科医生亚历山大·冯·维尼瓦特是第一位使用人工淋巴引流技术并结合运动、按压、皮肤护理和保健治疗淋巴水肿的医生。这为以后的淋巴水肿治疗奠定了基础。

1922 年，美国骨病医生弗雷德里克·米勒德将"淋巴引流"一词与当时最先进的科学技术结合，出版了《淋巴应用解剖学》。1937 年，一位名叫霍华德·弗洛里的澳大利亚病理学家（他后来参与了青霉素的研发）证实了身体发炎时淋巴结会肿大。

直到 20 世纪 30 年代，丹麦理疗师埃米尔·沃德博士和他的妻子埃斯特里德才发明了手法淋巴引流技术，并且他们在法国担任物理治疗师期间创造了"淋巴学"一词。欧洲的冬天十分潮湿，沃德夫妇的客户经常感冒，很多都出现了淋巴结肿大、鼻窦炎的症状。这两位医生利用丰富的临床经验，发明了一套系统的按摩手法，通过缓慢、有节奏的手法疏通淋巴系统。沃德夫妇发现，他们的方法能排除毒素，增强免疫力。随后的几十年里，他们一直在教授手法淋巴引流技术，他们的这套技术也是我学习淋巴按摩的基础。1993年，迈克尔和埃塞尔·福尔迪博士出版了德文版《淋巴水肿及相关疾病的预防和治疗》一书，他们发明的淋巴引流综合消肿疗法被认为是淋巴水肿治疗的黄金标准，他们所在的医疗机构也是世界领先的淋巴水肿治疗诊所之一。

认识淋巴的历史

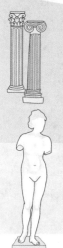

公元前 460—公元前 280 年
各个古代文明以及古代医师（包括希波克拉底、赫罗菲拉斯）对淋巴系统有不同的称谓，如淋巴结、血管、乳白色静脉、经脉、罗阁或达图斯、白血或黏液质等。

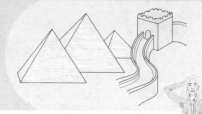

1622 年左右
加斯帕·阿塞利第一次对淋巴管、静脉和肠乳管进行了区分。

1630—1708 年
奥洛夫·鲁德贝克发现淋巴系统的循环通道纵横交错、错综复杂。

1637 年
巴托林发现，淋巴系统负责运送营养物质，还与肿胀和水肿相关。他将淋巴管道中流动的物质称为"淋巴液"。

1647 年
让·帕奎特发现淋巴系统是从乳糜池循环至胸导管。

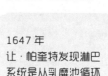

1885 年
玛丽·菲利伯特·康斯坦特·萨菲绘制出一幅巨型人体淋巴系统图谱，该图沿用至今。

1848—1910 年
亚历山大·冯·维尼瓦特发明了用于治疗淋巴水肿的人工淋巴引流术。

20 世纪 20 年代
弗雷德里克·米勒德首次使用"淋巴引流"这个术语；霍华德·弗洛里发现人体出现炎症时，淋巴结会肿大；沃德夫妇发明了手法淋巴引流技术，使之成为专门的学科——淋巴学。

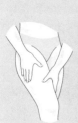

1993 年
迈克尔和埃塞尔·福尔迪共同出版了《淋巴水肿及相关疾病的预防和治疗》一书。

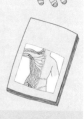

第二章

健康的关键一环

　　淋巴系统的功能十分强大，它不仅能识别和抵御多种常见疾病，而且在对抗一些长期困扰医学界的疾病时也发挥着重要的主导作用。2019 年 3 月，美国国立卫生研究院（NIH）院长在淋巴教育与研究网（LE&RN）组织的演讲中指出，研究淋巴系统可能有助于推动阿尔茨海默病、传染病、胃肠道等疾病治疗方法的进步。换句话说，他们认为，对淋巴系统功能进行更深入的研究将会带来突破性的发现。尽管医学界花了很长一段时间才完全了解淋巴系统的广度和意义，但好在淋巴研究已经成为一个快速发展的科学领域，现在正是淋巴研究的高光时刻！

　　美国国立卫生研究院的科学家还意识到，淋巴系统对人体的影响远比我们现阶段所了解的更加深远。我们的身体每天都会接收数以百万计的信息，包括感官、情绪变化、身体出现的各种疼痛等。所有这些信息都至关重要，它们带来的是细胞深处发生的故事。有些问题稍加注意就能解决——如果你精力不足，可以喝一杯混合植物奶昔；如果你情绪低落，可以同治疗师敞开心扉，或者在结束一天疲惫的工作时，洗上一个热水澡。也有些身体信号虽然看上去并不严重，比如慢性头痛、长期背痛或不明原因的体重减轻，但实际上都是身体发出的重要警告，说明身体某个部位需要特别注意了。在这一章中，我们将进一步了解淋巴系统与其他身体系统的联系，很快你就会意识到，淋巴是调节人体平衡的关键一环。

淋巴系统堵塞

正如我们在上一章中所提到的那样，淋巴系统是一个缓慢流动的循环网络，淋巴管每分钟会收缩 6~12 次，以帮助淋巴液顺利流通。如果组织中有多余的堆积物，淋巴系统的流

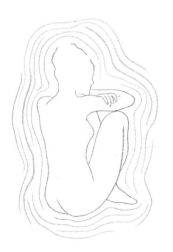

动就可能变缓。超过淋巴负荷和淋巴运输能力时——也就是淋巴堵塞，就会出现健康问题。

淋巴流动缓慢可能是由生理问题或压力引起的。你可能会出现腹胀、疼痛、间歇性消化不良和持续的疲劳不适等种种即时、明显的不适，也可能出现湿疹、长期便秘和体重增加等问题。这些问题随着时间的推移而

恶化，你甚至无法意识到这些问题都与淋巴相关。此外，由于焦虑和压力而产生的应激激素——皮质醇和肾上腺素，会加剧已经出现的生理症状。身体健康会影响心理健康，反之亦然。

我将在第五章讲到，体育锻炼是改善淋巴健康和释放情绪的有效方法。这是因为，运动可以加快淋巴循环，释放内啡肽，从而消除应激激素的影响。记住，骨骼肌收缩会帮助淋巴流动，如果不经常锻炼，身体就无法将毒素排出组织。

淋巴问题可以表现为各种各样的症状，如果你跟我的客户一样，那么你或多或少也有过其中一些症状。虽然造成这些症状的原因多种多样，但大多数人并没有把这些症状与淋巴健康联系到一起，直到他们遇到我。事实上，淋巴系统不通畅是影响淋巴系统整体健康的关键之一。

淋巴堵塞的症状

痤疮和痘痘	包括皮质醇在内的激素失衡，经前期综合
过敏	征，围绝经期、绝经期综合征
腹胀和水潴留	扁桃体发炎
血凝块	皮肤瘙痒、湿疹、皮疹
脑雾	肾病
支气管炎	淋巴水肿
化学污染物	肌肉僵硬、关节疼痛、关节炎

慢性耳痛式耳鸣	肥胖
便秘	运动疼痛或不适
伤口愈合缓慢	脸肿、脖子肿
脱水	瘢痕组织
减重困难	鼻窦炎
消化问题	咽痛
水肿	应激
淋巴结肿大	关节肿胀，飞行过程中四肢肿胀
易疲劳	上呼吸道问题
纤维瘤和囊肿	
头疼	

危及淋巴健康的因素

　　有些人出现这些症状的原因非人力可控制。危及健康的风险因素可能是先天遗传，也可能是后天获得。例如，如果你做过手术，那么你会更容易出现淋巴流动不畅的问题；如果你分娩时是剖宫产，切口可能会分割表面血管，阻碍淋巴液的流动，这也是切口周围肿胀的原因。另外，如果你暴露在有毒环境中，你的淋巴系统可能会被体内的毒素负荷压垮。

　　遗传风险因素会导致淋巴系统发育不全或发育不良。如果你的父母、祖父母或姑姑、姨妈长期脚踝肿胀，如果你在青春

期、成年后或怀孕期间腿部过于粗大，或者如果你的四肢一直
有慢性炎症，即使改变饮食也没能缓解，那么你可能患有一种
叫作原发性淋巴水肿的遗传疾病。另一个遗传因素是携带一种
名为 MTHFR 的基因，它会干扰身体充分排毒的功能。

　　如果你出现其中任何一个风险因素，我建议你定期进行淋
巴按摩，并重新评估你的饮食和营养计划。你可以通过穿压力
衣（包括压力袜、压力裤或弹力袖）来缓解四肢肿胀的问题。
压力织物对缓解慢性炎症特别有用，因为它们会对组织液产生
外部压力，这个压力可以充当促进淋巴液流动的动力。当然，
你还可以通过第四章中介绍的简单的按摩方法来消除当下的身
体不良状况。

　　任何类型的手术，特别是癌症治疗、淋巴结切除和放疗，
或是选择性手术，如面部拉皮和鼻整形术，都会阻碍淋巴流
动。此外，髋关节和膝关节置换等也会阻碍淋巴流动。虽然淋
巴堵塞在普通人群中也很常见，但癌症患者淋巴堵塞的概率比
常人要高出 30%~40%。经历手术、淋巴结切除、肿瘤切除术
或放疗的癌症患者，淋巴系统会受到损害，更容易患上淋巴水
肿。随着时间推移，淋巴系统受损程度不断加重，渗出的组织
液会造成四肢严重水肿，免疫功能随之下降，更容易受到感染
侵害，比如蜂窝组织炎。

　　如果你做过手术，包括癌症手术，我建议你先阅读本书有
关运动损伤、术前保健、术后恢复、瘢痕组织和淋巴水肿的按
摩方法。建议大家手术前就开始按摩，这样可减少术后淋巴水

肿出现的概率，并减轻症状。如果你患上淋巴水肿的风险很高，那么找一位有资质的淋巴水肿治疗师来帮助你是非常明智的选择。（关于如何找到合格的执业医师，后文有介绍。）

长期接触有害物质会使淋巴系统超负荷运转。研究环境毒理学的科学家正在研究各种毒素对我们细胞的影响，例如，改变或阻碍正常的细胞活动会导致炎症、自身免疫疾病，甚至癌症。常见的致病毒物有石棉、汞、霉菌、杀虫剂、除草剂以及家用清洁剂和护肤产品中的一些成分。

为了尽量减少接触毒素，我建议丢掉所有含有危险成分的家用产品和皮肤护理产品（如地毯和含有 PERC 的室内装潢清洁剂、含有 2- 丁氧基乙醇等溶剂的清洁剂、含刺激性氨或氯的窗户清洁剂和其他清洁剂、含氢氧化钠的烤箱清洁剂以及含有甲醛的直发产品、睫毛膏和指甲油等），饮食上尽量选择有机食品。煤灰和文身墨水这一类的毒素不能从淋巴结中完全清除，但在生活环境中接触的重金属（如老房子的铅涂料）或食物中的重金属（如受到汞污染的金枪鱼）可以通过自我淋巴按摩逐渐排出体外，因重金属超标造成的各种症状也会随之消失。在第四章中，我会讲到毒素堆积引起的症状，如头痛、耳痛，同时我也会提供缓解这些症状的方法。此外，在第五章中的淋巴整合疗法中，有帮助定期排毒的方法。

服用某些药物也可能导致身体肿胀，如果我们必须服药，那么药物的副作用在所难免。淋巴功能不全时，一些处方药的副作用可能会加剧慢性疾病。如果服用的药物中标明水肿是可能出现的副作用，我们就要特别注意。利尿剂会导致间质中的液体和蛋白质潴留，一些糖尿病药物会导致钠潴留和充血性心力衰竭。金刚烷胺是一种常用的治疗帕金森病的抗病毒药物，说明书上标注的副作用就是手脚肿胀。

如果服药后身体肿胀，一定要告知医生。我不是建议你立即停止服药，而是希望你意识到产生炎症的部位需要你重点关注。

随着越来越多的研究证明淋巴在各种疾病的治疗中起着不可或缺的作用，你可能会幡然醒悟，原来淋巴系统就是缺失的那一环，淋巴通则全身通。

飞行过程中的肢体肿胀

安娜，40多岁，意大利人，一位身体健康、充满活力的母亲，她经常飞往美国加利福尼亚州出差。为了缓解双腿长期肿胀的情况，她参加了我的研讨会。自从青春期结束后，她一直在与双腿肿胀做斗争，尤其是在国际航班上，她的双腿肿胀得非常严重，甚至连鞋都穿不上。

我向她解释，四肢的不适、沉重及疼痛感是淋巴阻塞的典型表现。由于飞机上的机舱压力比地面低，四肢组织间压力也随之变化，而淋巴液的推动又依赖这种压力。如此一来，淋巴管吸取的淋巴液较少，多余的淋巴液就会留在细胞外间隙，导致肿胀。低舱压也会使血液不能像正常情况下那样快速流动。由于飞行过程中需要静坐数小时，肌肉收缩不足也会阻碍淋巴液和血液正常循环。

要想解决飞行引起的肿胀问题，最简单的办法就是穿压力袜，给下肢增加额外的压力，促进淋巴循环。同时，选择舒适的运动鞋对双脚也有按压的作用。此外，在飞行前后进行腿部按摩也可缓解症状。我还建议在飞行期间尽可能多站起来走动，多补充水分，避免摄入酒精、咖啡碱，少吃过咸的食物，这些饮料和食物容易造成水潴留。

如果你有患深静脉血栓的风险，并且飞行结束后好几天肿胀也没有消除，就一定要去看医生。

淋巴阻塞和炎症之间的关系

在深入展开之前，我必须澄清一下"炎症"这个术语。它在健康领域经常被提及，因为它是许多疾病的根源。出现炎症表明身体的免疫防御系统被触发，以应对有毒的入侵者或身体损伤。许多不同免疫细胞在此时一同发挥作用，淋巴系统是主要战场之一，淋巴管将作为主要运输路线把炎症细胞送到淋巴结，淋巴结中的"杀手"——白细胞随即发起消灭外来物的免疫战争。但如果淋巴管不能正常运作，就不能有效地触发身体的免疫机制。如果淋巴管不能按照和往常一样的运力工作，淋巴负荷就可能超过淋巴系统的运输能力，导致淋巴液积聚。

　　此外，淋巴系统的主要工作是调节体液平衡，排出体内多余的液体。如果淋巴系统的问题得不到解决，从肿胀的血管中渗出的多余液体会导致组织慢性炎症。淋巴按摩可以加快淋巴液的运输速度，从而清除多余液体，减少身体的炎症。

水肿和淋巴水肿之区别

　　水肿和淋巴水肿是两个很容易混淆的概念。两者之间重要的区别是：水肿是组织液中蛋白质含量低而造成的肿胀，可能会在淋巴系统功能正常的情况下发生。水肿还可能是间质中毛细淋巴管渗漏或淋巴系统无法将淋巴液送回血管的结果。换句话说，就是淋巴负荷超过了淋巴系统的运输能力，是动力不足的体现。造成动力不足的原因可能是慢性心力衰竭、慢性静脉阻塞、深静脉血栓、严重的慢性炎症和阻碍静脉回流的肿瘤。

　　淋巴水肿发生在淋巴运输中断、淋巴系统受损或淋巴畸形时，这是一种淋巴液输出量低的表现，可以通过组织液中蛋白质含量变高来辨别。这就是在前文中提到的淋巴系统机械性功能不足。造成这种情况的原因有：遗传因素、手术或放疗留下的疤痕、钝性伤、瓣膜功能不全、血栓、肿瘤造成的淋巴管堵塞、淋巴结切除术。

　　如果同时出现动力不足和机械性功能不足，即同时拥有动态和机制缺陷时，就会出现"综合不足"。这时，淋巴系统受损，运输机能下降，淋巴负荷高于淋巴运力。例如，如果出生时淋巴系统发育不良（原发性淋巴水肿），逐渐发展为慢性静脉功能不全，那么这个人的淋巴系统就出现"综合不足"，最终影响淋巴运送能力，淋巴负荷随之增加。

急性炎症和慢性炎症

并非所有的炎症都对人体有害。急性炎症是身体面对突发性伤害触发的组织修复反应，血管扩张是为了让更多的血液到达受伤的部位。虽然会导致此处肿胀、发红和发热，但与此同时，白细胞会迅速到达伤处，以确保没有致病的入侵者——当出现开放性伤口时，细菌可能趁机进入血管，成为潜在的威胁。

此时，淋巴系统开始发挥作用，与血液循环系统协同工作，治愈伤处。与此同时，身体会生成新的血管和淋巴管，一同调配身体的防御机制。当血细胞开始工作时，淋巴系统也正忙着将免疫细胞送至伤处，将组织中多余的细胞液和细菌排出。这样可以降低促炎细胞的浓度，避免进一步造成肿胀。随着伤口愈合，急性炎症逐渐消失。如果你只是不小心撞击胫骨，那么你会很快消炎。但如果你骨折了或者伤口需要缝合，就没有那么容易消炎了。

相较而言，慢性炎症是更严重的问题，甚至可能改变我们的生活。这不是一种疾病，而是急性炎症反复不愈时身体的反应机制。这就意味着它不再是防御机制，反倒成了一种隐患。西方医学界发现，几乎所有疾病都与轻度的慢性炎症有关。世界卫生组织宣称，慢性炎症是威胁人类健康最大的元凶之一，它与包括过敏和哮喘、阿尔茨海默病、关节炎和其他关节疾病、心血管疾病、慢性阻塞性肺病和糖尿病等多种疾病相关。

引发慢性炎症的因素多种多样，其根源无从查证，治疗也十分困难。另一个棘手的问题是炎症无声无息，隐藏在身体深处。标准的实验室检测并不能完全检出炎症，需要进一步检测或者与其他疾病的诊断相结合。所以，大多数人都不会意识到炎症存在，也不清楚炎症可能会引起哪些问题。炎症可由感染、接触有毒物质、自身免疫疾病、细胞缺陷和急性炎症复发引起，而由炎症引起的症状包括局部肿胀、频繁感染、持续疼痛、疲劳、情绪紊乱和胃肠道问题等。在引发炎症的各种因素中，有的因素是可控的（健康饮食、避免吸烟、减少接触有害物质、睡眠充足、调节压力等都有助于抗炎），有的则不在控制范围内（年龄、遗传因素和激素水平也会导致炎症）。

当身体经受急性炎症时，血管会扩张（称为血管舒张），首先到达的白细胞是寿命较短的中性粒细胞，随后是巨噬细胞、淋巴细胞和浆细胞，它们能够识别并摧毁危险的病原体。但是，当正常愈合过程中的某些因素失控时（科学家至今未能找出确切的原因），细胞就不能正常愈合。同时，没有正常愈合的细胞被生长因子、酶和被称为细胞因子的活性蛋白分子（负责在细胞之间传递信息）渗透，这些细胞因子可以调节人体免疫系统的反应。当人体需要细胞因子来抵御病原体时，它们的数量就会激增，让免疫系统超负荷运转，这就是所谓的细胞因子风暴。我们经常在讨论 1918 年西班牙流感、非典或新冠病毒感染（COVID-19）时提到细胞因子风暴，感染这些传染病的患者体内的细胞因子风暴导致细胞快速解体，特别是在肺部，会导致组织的永久性损伤，增加患者死亡的风险。

慢性炎症之所以危险，是因为它会让充满细菌的液体堆积在组织中。如果不加以控制，积液就会成熟，成为譬如蜂窝组织炎这类系统性感染的温床。为了消灭炎症，免疫系统会承担非常大的压力。换句话说，慢性炎症会触发身体自我攻击，再导致免疫系统反攻，形成恶性循环，并引发更多炎症，最终影响淋巴管的正常功能。这样会削弱身体排毒和调节体液平衡的能力，逐渐阻塞淋巴系统。

淋巴按摩可以疏通堵塞的淋巴系统。淋巴按摩的手法可以增加淋巴系统的动力，从而加速淋巴液的循环，达到消除病原体和减轻炎症的效果。研究表明，当淋巴管受到刺激时，引起炎症的积液会被更快地吸收，也就降低了患皮肤炎症、关节炎及肠易激综合征（包括克罗恩病和结肠炎）的可能性，还有利于减重。请注意上文提到的淋巴堵塞症状，如果你出现其中一些症状，并且没有减轻的迹象，那么你可能有发展为慢性炎症的风险。越积极主动地解决淋巴系统的问题，就能越快改变这个恶性循环，重新拥有健康的体魄。

医生与人工淋巴引流专家的合作

淋巴理疗师经常与不同专业的医生合作。我的一位 70 多岁的淋巴水肿病人就是通过一位肿瘤学家的介绍认识我的。她一共经历了 6 次手术，并在此过程中切除了腋下的 15 个淋巴结。因为这些治疗的副作用，她的手臂一直肿胀。

当我第一次见到她时，她抱怨说自己的手臂沉重、有疼痛和麻木感，比另外一只手臂粗得多，甚至都穿不过衣袖。她的身体活动因此受到影响，她对自己的外表也感到很沮丧。她经常生病，免疫系统衰弱和淋巴液积聚让她总是感冒。在 6 个月的时间里，我为她做了人工淋巴引流，让她穿上压力衣，教她在家就能做的自我淋巴按摩方法。

一天，我接到这位病人的医生的电话，他向我表达了感谢。他告诉我这位病人不仅手臂没那么肿了，精神状态也改善不少。许多人都无法想象，肿胀、变形的肢体也会像癌症一样对患者的心理健康产生负面影响。现在，这位病人又找回了积极的态度，对生活充满希望。"你让这个女人的生活发生了巨大的变化，不仅改善了她的手臂，更让她找回了自信，你减轻了我的工作负担。"那位医生对我说道。当我再次见到这位病人时，她微笑着向我展示她穿上长袖的手臂，告诉我那是她最喜欢的衣服。然后，她给了我一个大大的拥抱，说："谢谢你让我重新找回了自己，自从癌症痊愈后，我还从来没有这么开心过！"

身体各系统的相互联系

淋巴系统是身体 11 个器官系统之一，其他系统分别是心血管系统、消化系统、内分泌系统、皮肤系统、肌肉系统、神经系统、生殖系统、呼吸系统、骨骼系统和泌尿系统。

它们相互协作以保证我们身体的各机能正常运行，其中淋巴系统负责吸收营养和激素、平衡体液，它也是免疫系统的重要组成部分。

所以，让我们来看看淋巴系统是如何与消化系统（肠道和其他消化器官）、神经系统（大脑的认知、神经和情感方面）及呼吸系统（呼吸的方式）相互作用的。我把这叫作肠－脑－肺－淋巴连接。

淋巴健康 = 消化健康

肠道被称为"第二大脑"。由于现代科学在微生物研究上的突破（胃肠道中发现的微生物的集合），肠道健康已经从营养学家和功能医学医生的演讲主题变成了日常饭桌上闲聊的话题。我们每个人的胃和肠道里都有超过 100 万亿的微生物，其中许多微生物都对我们的健康有益。特别是当腹部的淋巴液被肠系膜淋巴结排出时，肠系膜淋巴结能辨别进入肠黏膜淋巴液的营养物质和微生物中是否含有必须被消灭的病原体。它们在食物耐受性方面发挥着关键作用，还是防止微生物系统性传播的一道防线。

当有益微生物和潜在有害微生物之间的平衡被打破时，免疫系统就得承担严重后果。有的人在服用抗生素后出现肠胃不适，就是因为抗生素会同时杀死有益微生物和有害微生物。

淋巴系统也存在于消化系统中，它有两个主要功能。

第一个是帮助消化食物。淋巴管是吸收和运输营养物质、激素、某些药物和其他胞外成分的重要管道，这些物质通过乳糜池和胸导管从消化道进入血液。

另外，大分子的脂肪和蛋白质无法通过血管到达细胞为其提供养料，要依靠淋巴系统将脂肪酸和脂质（以肠内乳糜

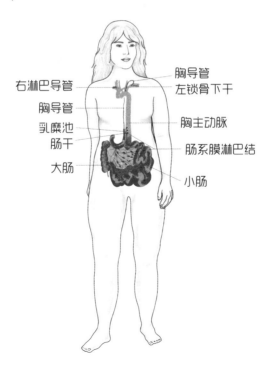

右淋巴导管
胸导管
乳糜池
肠干
大肠

胸导管
左锁骨下干
胸主动脉
肠系膜淋巴结
小肠

微粒的形式）运输到肝脏，再从胸导管回到血液循环。在这个过程中，脂肪和蛋白质转化为燃料，从而提高新陈代谢和体能。

此外，在小肠中，淋巴能清除多余的组织废物并吸收、分解脂肪（也叫乳糜，它使淋巴液变成乳白色）、脂肪酸、蛋白质、激素和脂质。如果淋巴系统不能有效地吸收和输送脂肪，就可能出现腹胀或其他更严重的后果，如慢性炎症、体重增加以及之前提过的一些病症。

淋巴系统的第二个功能是维持消化道的健康环境，由淋巴系统筑起的这道防线可以有效防止病从口入。我们在第一章讲过，肠道淋巴系统占免疫系统的70%，淋巴系统生产白细胞保护身体、对抗疾病，维护肠道微生物群和免疫系统之间和谐共助的关系。

你可能知道食物对肠道健康的重要性，却不了解肠道运动和输送物质的过程。这是淋巴在消化健康中起着关键作用的另一个原因。

腹部器官通过运动来维持其正常功能，这种运动也叫蠕动。蠕动是一种有节奏的、无意识的肌肉收缩，蠕动能让食物在消化系统中移动，营养物质被吸收，废物被排出。当器官运动因为压力、久坐、神经或激素失调受到影响时，就会出现消化功能紊乱。很多客户都向我抱怨他们出现的各种症状：便秘、腹胀、炎症和腹泻。腹部按摩有助于缓解这些不适，促进肠道蠕动，并帮助毛细淋巴管吸收小肠毛细血管渗漏的物质。

你可能听说过肠漏症，当小肠绒毛发炎时，食物和毒素就会进入血液，这会引发更多的炎症和不必要的免疫反应。

如果你有消化方面的问题，本书后文的腹部按摩有助于缓解消化不良。如果你经常按摩，你甚至会发现自己很少生病，因为你已经疏通了消化道的淋巴堵塞。本书后文中的深膈呼吸法也有很好的疗愈效果。深膈呼吸可以提高约 15% 的淋巴收缩率，并推动淋巴液回流至心脏，重新进入血液循环中，我称之为真空效应。我在教客户腹部按摩时，会鼓励他们多做深呼吸。在进行淋巴引流后，客户通常都会感觉身体轻盈了许多，甚至裤腰都变松了。

其他消化器官

肝脏位于右胸腔下方，是淋巴系统的重要组成部分。肝脏可以分解脂肪，过滤消化道的血液，再将过滤后的血液送至全身。肝脏除了排毒和净化血液以外，还会分泌胆汁，并将胆汁输送到胆囊，也能制造血浆和其他身体功能所需的蛋白质。肝脏可以解毒，25%~50% 流经胸导管的淋巴液由肝脏生产。肝脏也会协助调节免疫系统，在淋巴液返回循环系统时，保持体液平衡。如果肝脏不健康或者发生病变，其内部的淋巴管可能会出现显著的结构性变化。这会影响淋巴液的水平，增加淋巴液的总量。这对我们的健康十分不利，因为这会导致淋巴系统运量激增。例如，肝硬化的常见并发症是腹水，腹水意味着心脏和肺部周围体腔内多余的液体积聚。如果淋巴功能不正常，组织液就会淤积，导致淋巴水肿或腹水，这是人体难以承受之重。

胆囊是肝脏的邻居。胆囊聚集并储存胆汁，供小肠消化食物所用。胆囊的淋巴液流入位于胆囊颈部的囊性淋巴结，囊性淋巴结过滤后的淋巴液进入肝淋巴结，最后再到腹腔淋巴结。如果这条通路被堵塞，胆盐（胆管分泌的帮助消化脂肪的分子）和细菌就会形成胆结石。

脾脏是最大的淋巴器官，它位于膈及左胸腔下方，靠近胃部。肝脏过滤并储存红细胞和血小板，以备身体所需。当然，肝脏还存有对抗感染的白细胞。脾脏和淋巴结生产作用巨大的淋巴细胞（白细胞），它们产生抗体来检测和杀死危险的细菌、病毒和病原体，以防止感染的传播。脾脏会消灭老化的、有缺陷的红细胞，并负责培育抗体生成细胞，这些抗体生成细胞在骨髓中形成后转移到脾脏等待成熟。

淋巴健康 = 大脑健康

生理上的大脑健康

直到最近，人类才终于了解到淋巴系统在神经系统健康中起到的作用。罗切斯特大学医学中心的丹麦科学家梅肯·尼德佳德取得了令人震惊的发现，她证实了大脑中存在淋巴管网络，并利用脑脊液达到排毒的效果。尼德佳德还专门创造了一个术语——胶质淋巴系统（由于胶质细胞在该系统中十分关键，所以她将大脑胶质细胞和淋巴细胞结合在一起创造了这个词）。2012年，她的研究发表在期刊《科学转化医学》上。她最重要的研究成果之一，是发现胶质淋巴系统主要在人类睡眠时工作（再次强调了不间断睡眠的重要性）。

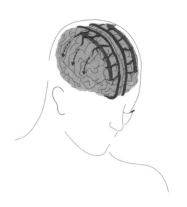

　　简单地说，胶质淋巴系统的作用就好比夜间给大脑淋浴。胶质淋巴系统利用动脉持续脉动产生的能量，进行代谢产物和蛋白质等废物的交换和排出，并与大脑中的淋巴系统相连接，将这些废物排出体外。睡眠状态下排出废物的速度是清醒时的两倍，这就是为什么没有规律的睡眠我们就无法生存。这些发现也解释了一个由来已久的问题——为什么睡眠如此重要。

　　当胶质淋巴系统受到影响时，脑部损伤更难愈合，大脑中堆积的毒素也更难清除。比如，淀粉样斑的积聚就是导致痴呆和阿尔茨海默病的重要因素。在弗吉尼亚大学大脑免疫和神经胶质中心的实验室里，科学家正在研究衰老如何影响胶质淋巴系统的功能。随着年龄增长，大脑中的淋巴管变得狭窄，排出废物的能力降低。研究人员发现，中枢神经系统脑膜淋巴流动不畅会导致认知障碍。他们做了关于恢复大脑中功能低下的淋巴管的实验，使用了一种特定的蛋白质作为生长因子来增加大脑淋巴管的直径，以此恢复因为年龄增长而变窄的淋巴管。当受试者的淋巴管直径增加时，他们的学习能力和记忆力都得到了提高，胶质淋巴系统的循环也加快了。

淋巴健康和大脑健康之间的关系证明，淋巴在许多神经系统疾病的治疗中都发挥着至关重要的作用。最新科学研究表明，对胶质淋巴系统的研究，使阿尔茨海默病、帕金森病、其他神经炎症疾病、脑部感染和多发性硬化症（MS）的治疗出现了新的希望。

弗吉尼亚大学大脑免疫和神经胶质中心的研究员安托万·卢沃发现：大脑会向淋巴结发出一个信号，让淋巴结中的免疫细胞返回大脑，这就是多发性硬化症的病理。神经系统疾病如中风、脊髓灰质炎后遗症和瘫痪都会导致毛细淋巴管压力增加和过滤液体增加的情况，这可能会引起肿胀或淋巴水肿。

希望对大脑流体动力学的深入研究能够帮助我们找到预防或减少因衰老造成的神经衰退和认知功能障碍的新方法。与此同时，我希望大家学习本书中与治疗头痛相关的按摩方法，当然也要多睡觉！

一个令人头痛的故事

我的一个客户塞尔吉奥告诉我，他一直饱受头痛折磨，这种常见又痛苦的症状已经让他苦恼了好多年。后来，他去做了 MTHFR 基因检测。MTHFR 是亚甲基四氢叶酸还原酶（methylene tetra hydro folate reductase）的缩写，这种酶可以帮助人体吸收叶酸和维生素 B_9。甲基化路径控制身体的解毒和许多重要的代谢过程，保证心血管系统、神经系统和大脑化学功能正常运转。它还能帮助人体排出毒素和重金属。如果甲基化程度低，人体就无法进行谷胱甘肽的合成，谷胱甘肽是身体主要的抗氧化剂。当我们缺乏谷胱甘肽时，就会失去身体自然的防御能力，更有可能患上自身免疫疾病、食物过敏和化学过敏等疾病。带有 MTHFR 基因的人经常头痛，并伴有消化问题，减肥也很困难。

除了经常头痛，塞尔吉奥还经常失眠，感情生活也不愉快。通过之前的学习，我们知道睡眠不好会影响胶质淋巴系统处理大脑废物的能力。我们见面后，他改变了饮食结构，开始服用一些自然疗法常用的营养素来提高身体的甲基化程度，并尽量少接触毒素。我和塞尔吉奥每周见一次，他告诉我他头痛的次数越来越少。同时，他还购买了红外线这种床垫来帮助自己安抚神经，提高睡眠质量（更多关于生物床垫的信息请参见后文相关内容）。睡眠得到改善后，他的情绪变得更加平稳，也更有信心处理感情问题，家庭生活也变得更加和谐。

当塞尔吉奥意识到淋巴按摩有助于排毒时，我开始教他如何按摩头部、颈部以及相关的淋巴结，整个按摩过程不超过 5 分钟。我建议他一开始可以每周按摩 2～3 次，并关注自己的感受。几个月后，他告诉我，他的头痛消失了，精力更加充沛，精神也不再恍惚。通过调节压力、饮食营养，再结合淋巴按摩，最终他远离了头痛困扰。当人们开始关注并呵护淋巴系统时，他们意识到，为了让身体最大限度保持健康，生活中的方方面面都不能松懈。

情绪与大脑健康

淋巴对身心健康都很重要。如果不能及时有效地清理大脑中的废物，我们就容易精神不振、头昏脑涨、注意力下降。

我建议大家认真审视自己的内在和外在。为了身体健康，我们要关注自己的饮食营养、锻炼的频率以及过去和现在的健康状况。而为了心理健康，我们则要关注自己的人际关系、家庭、工作、过去的创伤和承担的压力。此外，身体和心理都会受到环境和季节变化的影响。这些因素会共同构筑人体淋巴系统的整体状态，决定淋巴的健康程度，我称之为人体健康的社会学，每个元素都会影响其他元素。

我的一位气功老师曾经告诉我，我们的腹腔内存在所有宇宙元素，有火、风、水和所有人体健康需要的元素。淋巴按摩的目标是在腹腔中创造一个完美的"一天"——阳光明媚、微风拂面、湿度适宜、空气洁净清新。这样的"天气和环境"有助于恢复内脏器官和全身淋巴的活力，让淋巴通畅地在全身循环，从而更好地吸收营养、更快地排除废物。

淋巴按摩的美妙之处在于，清理淋巴系统的同时，也能帮助大家清理生活中的其他压力。经常按摩腹部，肠道会更加干净通畅，消化也会更好，让我们能更从容地应对和处理生活中的挑战。在第四章中，我将向大家展示如何刺激腹部器官，提高新陈代谢，让身体拥有一个和谐的内在环境。

传统中医和阿育吠陀的强身健体法

我在大学期间接触到了中国的五行学说，从此开始醉心于疗愈这门艺术。那是我第一次了解到中医的哲学，中医教导我们要像精心打理花园那样照顾自己的身体。如今，我将气的哲学思想融入我的治疗当中。气是所有生物贯穿体内的能量流动。气流经我们全身，被认为是将身体、思想和精神联系在一起的重要能量。当气流淌自如时，我们就能拥有健康；当气不顺或停滞时，就会出现各种各样的问题。中国的五行学说告诉我们，身体的每一个器官都有相应的情绪反应。

传统中医和气内脏理论

传统中医认为，每一个器官都有对应的情绪。例如，肝脏与愤怒相关，其作用是疏通和排气；胆囊，通常被称为将军，是身体的决策者，代表勇气，如果你易怒、缺乏耐心、刻板、优柔寡断、容易紧张，就需要多关注肝脏和胆囊；脾主管的情绪是忧虑和紧张，如果你处在困难的境地，是时候关注左肋下方的脾脏了，了解它的诉求，用按摩滋养它。

按摩腹部时，你可能会发现腹腔中充斥着多种感觉，甚至肚脐都有被下拉的感觉。我的第一个淋巴按摩老师非常重视对

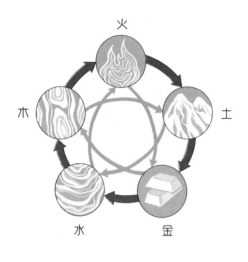

腹部的保养，并结合气功的理念来按摩内脏，达到疏通淤堵器官的效果。通过刺激淋巴流动、清除感官障碍，恢复器官的动力。这些技巧非常有用，你可以在本书的腹部按摩方法中找到类似的手法。我的很多客户都面临这样的问题，他们有过多悲伤情绪或职场产生的压力聚集在腹腔内。一旦这些问题得到解决，不管是身体还是精神，你都将焕然一新。

阿育吠陀

我上高中的时候就开始练习瑜伽，那是 20 世纪 80 年代，瑜伽还不流行。我发现，通过练习瑜伽，我的情绪变得更加稳定，身体更加强壮，整个人都越来越自信了。后来，在系统学习瑜伽的过程中，我接触到了已经有五千年历史的阿育吠陀，它是一种古老的印度医学体系，意为"生命的科学"。

阿育吠陀的核心思想是要了解自己的 Dosha，也就是体质。这与中国的五行学说相似，五行学说是利用自然界的各种元素来分析身体是否处在不和谐的状态。阿育吠陀则利用草药、天然食物、锻炼、按摩等整合疗法帮助身体达到平衡状

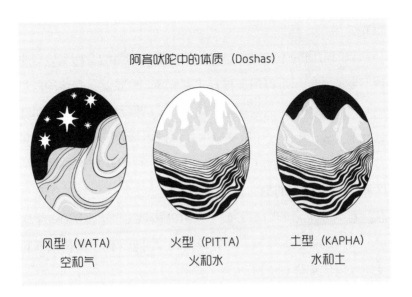

阿育吠陀中的体质（Doshas）

风型（VATA）
空和气

火型（PITTA）
火和水

土型（KAPHA）
水和土

态。令人惊奇的是，几个世纪以来，阿育吠陀都非常看重淋巴系统，并肯定淋巴系统对人体健康起到关键作用，尤其是在排毒和预防疾病方面。面对病症时，阿育吠陀首先着重观察淋巴液是否能自由流动，如果不能，那就表明身体不能高效地工作。体液是流遍全身的"河水"，包括组织液、淋巴液和血液，身体需要这些液体来维持健康。如果体液流动受阻，就会引发各种健康问题，包括消化问题、皮肤问题和精神问题。这听上去很耳熟吧？

阿育吠陀使用特定的草药来疗愈体内淋巴微循环。在第五章中，我会将一些常见的阿育吠陀草药与西方传统草药一并列出。

脉轮

我经常研究不同文化是如何将能量与情绪结合起来处理生理问题的。能量可以用多种方式来解释。脉轮就是身体的能量中心，在梵语中，这个词是"轮子"或"圆盘"的意思。早在公元前1500年的古印度文献中就提到了脉轮，它是身体的精神能量中心，从脊柱一直延伸至头顶。每个脉轮都有特定的区域，主导特定的器官、情绪和心理状态。流经脉轮的是气息，意为"生命的力量"或"疗愈的能量"，类似于传统中医里"气"的概念。当我们与脉轮结成"同盟"时，体内的能量就能像淋巴那样自由流动。

我之所以在淋巴按摩方法中提到脉轮，是因为我们按摩的位置与脉轮所处的部位重叠。当你在专业理疗师的帮助下想象身体内部的样子时，这些古老的符号可能会帮到你，或者让你的精神和肉体联系在一起。

虽然西方医学通常把心理健康和身体健康分开对待，但许多其他医疗体系的从业者会将身心合一，以改善病人的健康状况，这种方式被称作整合疗法。很多人可能都有过这样的经历：过重的精神压力会引发神经系统的混乱，身体会被应激激素压垮。这些应激激素（皮质醇和肾上腺素，以及甲状腺激素和性激素）可能会帮助你应对迫在眉睫的威胁，但如果应激激素长期释放，就会影响免疫系统的功能——受到影响的免疫系统不能产生足够的淋巴液对抗潜在的感染。所以，当我们压力过大时，就会感到身体疲惫、情绪低落。

冥想、想象和恢复性瑜伽都是缓解压力的有效方法。此外，本书第四章中针对大脑的按摩方法被证实是行之有效的平复情绪的方法。我发现这些方法可以提高使用者的能量、认知力、灵活性和专注力。当大脑中的堵塞被一一疏通后，就好比解开了一层无形的面纱，思维会变得更加清晰，注意力也会得到提高。我的客户形容这种感觉就像打开挡风玻璃上的雨刷一样，视野突然开阔，头脑也更加清晰。所有这些良好的感觉和表现都证明身体内部已经朝好的方向转变，从内到外，焕然一新。

关于脉轮

每个脉轮都有与之对应的情感和颜色。淋巴按摩到一定区域时，可以想象与之对应的颜色，也可以通过冥想与这一区域产生连接。

第一脉轮：海底轮，位于脊柱底部和骨盆底端。

· 主导的情感：安全感、生存感、根基、财务安全感。

· 代表颜色：红色。

第二脉轮：脐轮，位于肚脐下方。

· 主导的情感：创造力、敏感性、亲密感、性能量、自我表达。

· 代表颜色：橙色。

第三脉轮：太阳轮，位于肚脐和胸骨之间。

· 主导的情感：自我价值、自尊、赋权、自信。

·代表颜色：黄色。

第四脉轮：心轮，位于胸部中央。

·主导的情感：给予和接受爱、同情、同理心、疗愈力。

·代表颜色：绿色。

第五脉轮：喉轮，位于喉咙底部到眼睛中心的位置。

·主导情感：自我表达、沟通、真相。

·代表颜色：蓝色。

第六脉轮：眉心轮，位于眉毛之间，在前额中心。

·主导情感：智慧、直觉、更高的意识、想象。

·代表颜色：紫色。

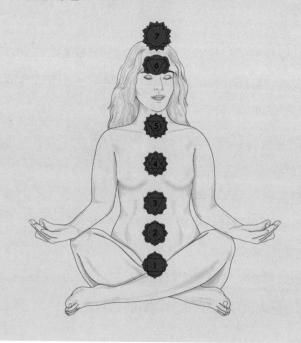

> **第七脉轮：顶轮，位于头顶正上方。**
>
> ·主导情感：与更高的自我和最高的目标的连接，纯洁、开悟、精神连接。
>
> ·代表颜色：紫色或蓝紫色。

淋巴健康 = 呼吸健康

成年人每分钟呼吸 15~20 次，婴儿吸气和呼气的次数是成年人的两倍。虽然呼吸是自发性活动——属于副交感神经系统的功能之一，但它实际上是一个复杂的过程。淋巴在呼吸中也发挥着重要的作用。

膈（人和哺乳动物分隔胸腔和腹腔的肌肉）通过不停歇的运动保证肺部功能正常，就像心脏为了输出血液而不断收缩一样。当我们吸气时，氧气进入肺部，呼气时，肺部压缩带走二氧化碳，这个过程叫作气体交换。如果我们的呼吸太浅，二氧化碳就会在体内积聚，如果长期积聚且二氧化碳浓度过高，就可能导致呼吸衰竭。

坚持每天做几次深呼吸，可以把更多的氧气带到肺部，改善呼吸系统和消化系统功能。深呼吸时，膈的收缩会改变胸腔的压力，而胸腔的压力可以帮助推动下半身的淋巴液回流至胸导管，并最终流入心脏。此外，专注地呼吸还是一种冥想的方法，并被证明有助于副交感神经系统休息和复原，这就是身体自我疗愈的极佳状态。

肺部用一种特殊的方式来保护自己免受毒素和细菌的伤害，那就是纤毛。纤毛看起来像非常细小的毛发，整齐地排列在支气管上。纤毛来回摆动，将黏液扩散到喉咙，再通过喉部排出体外。这些黏液可以清洁肺部，清除灰尘、细菌以及其他落在肺部的无用的东西。

肺部的淋巴系统监测空气中的悬浮粒子，并将含有病原体的多余液体排入胸骨处的纵隔淋巴结。无论是通过深呼吸练习还是通过淋巴按摩来促进肺部周围的淋巴循环，都能帮助身体排除毒素，并将滞留的液体排到静脉系统进行再循环。

肺部淋巴管非常复杂，要通过两组相互连接的淋巴管，即支气管纵隔干。肺部的淋巴结和纵隔（肺之间的膜状隔板）能过滤淋巴液，过滤后的淋巴液再通过这些淋巴管进入血液循环。

肺部淋巴的主要功能一直是研究人员关注的课题。最新的

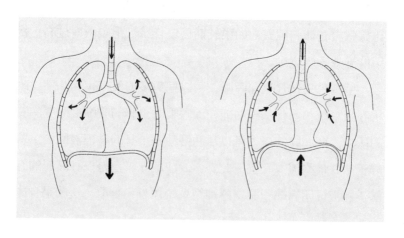

研究表明，几乎所有患肺部疾病的人都出现了明显的淋巴系统变化。美国国立卫生研究院 2008 年发表的《淋巴循环对肺部疾病的影响》一文指出，不管肺部处于健康状态还是疾病状态，淋巴循环对肺功能都起着重要作用。了解淋巴在肺部疾病中的作用有助于理解疾病的发病机制，研发新的治疗靶点。

　　自 2020 年初新冠病毒在全球大流行以来，人们越来越关注肺部健康。肺部感染通常由病毒（很难治疗，因为缺少有效的抗病毒药物）、细菌（通常用抗生素治疗）、真菌或毒素（如石棉）引起。流感或新冠病毒感染这样的严重感染，会攻击肺泡，导致肺炎。当肺部发炎时，肺泡中会充满黏液或其他液体，导致呼吸困难。

　　最容易感染新冠病毒的是那些有潜在健康问题的人，如糖尿病患者、哮喘患者、自身免疫疾病患者、经常暴露在化学物质下的人、肺气肿患者、肺炎患者和慢性阻塞性肺病患者。长期吸烟的人以及接受过放射性治疗的乳腺癌患者也是易感人群。新冠病毒感染患者康复后可能还会面临其他问题，特别是呼吸功能受损和肺组织瘢痕。截至撰写本书时，世界各地的科学家们正在研究新冠病毒感染患者血液中淋巴细胞的水平，以及病毒如何影响患者的免疫反应，也就是淋巴细胞的产生。研究表明，新冠病毒感染重症患者的血液中淋巴细胞水平较低，这种情况被称为淋巴细胞减少。淋巴细胞数量减少会使人体面临更大的感染风险，更容易患上癌症、艾滋病，也更可能出现反复感染的情况。破解淋巴在对抗新冠病毒感染中所起的作

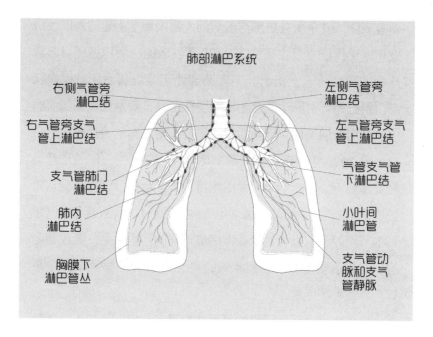

肺部淋巴系统

右侧气管旁淋巴结

右气管旁支气管上淋巴结

支气管肺门淋巴结

肺内淋巴结

胸膜下淋巴管丛

左侧气管旁淋巴结

左气管旁支气管上淋巴结

气管支气管下淋巴结

小叶间淋巴管

支气管动脉和支气管静脉

用，或许能找出新的治疗方法。

研究人员正在研究淋巴系统是如何通过产生抗体来对抗病原体的。以色列雷霍沃特的魏茨曼科学研究所免疫学系的齐夫·舒尔曼博士就是其中一员，他的研究课题是人体如何产生抗体，并使其参与免疫反应对抗感染。人体一旦产生抗体，就不会再患上此类疾病，这也是疫苗起作用的原理。2020 年 4 月发表在《生物光谱》上的一篇文章写道：齐夫·舒尔曼博士和他的实验室有史以来第一次提供了淋巴结中抗体形成过程的可视化图像……人体保护性抗体何时会产生、在何处产生、如何产生以及这些抗体究竟是什么，这些问题一直困扰着科学家，而齐夫·舒尔曼博士的发现让我们有了新的线索，揭开了淋巴结的运作方式，展示了淋巴结中的"工作场景"——抗体也会被严格筛选，只有最合适的抗体才会被送到目的地，完成抗击病毒的工作。人们希望人造抗体能够模仿人体的淋巴细胞，从而更好地对抗包括新冠病毒在内的致命病原体。

在人造抗体或有效的抗病毒药物问世之前，我们应该每天都给自己提个醒，肺部对我们的健康至关重要。我强烈建议大家关注免疫系统的健康，提高肺部和免疫系统的活力。其实，一些简单的方法就能帮助我们保持细胞健康，提高细胞含氧量。改变日常饮食结构，多吃具有抗炎作用的食物，就能起到保护肺部、提高肺功能的作用。许多草药都含有抗氧化剂，也有抗菌和抗病毒的特性。我建议大家仔细阅读第五章的内容，了解桉叶的诸多好处。例如，桉叶油可以有效地清除肺部黏液，打开呼吸通道。另外，在现有的肺部淋巴知识的基础上，我创造了打通心肺的按摩方法，这个方法可以提高胸腔的能动性。我在本书中讲到了深膈肌呼吸，并介绍了大量关于呼吸的知识，这种呼吸方式可以增加人体的含氧量。

新冠病毒感染者康复后，如何进行淋巴按摩

桑尼是一位 50 多岁的女性，也是我的线上客户之一——她在新冠病毒感染康复 3 个月后联系到我。此时，她的整体健康状况已经稳定，但仍有一些后遗症，包括易疲劳和咳痰。她的医生告诉她，她的肺部没有问题，但桑尼急需找到改善免疫系统的方法。

我向她解释了淋巴系统如何缓解黏膜充血，以及它在呼吸系统健康中扮演的重要角色。我还告诉她，淋巴按摩最初的目的是缓解感冒和抵抗病毒。我给她推荐了打开心肺的按摩方法，还有本书中有关鼻塞、过敏的按摩方法，以及腹部的按摩方法。另外，我还建议她经常使用桉树油蒸浴或经常用泻盐沐浴，也可以喝有消炎作用的草药茶。2 个月后，桑尼告诉我，她每周做 3~4 次淋巴按摩，我的建议帮助她摆脱了新冠病毒感染的许多后遗症。桑尼还尝试了我推荐的其他方法，这些淋巴按摩方法是她保持健康的秘密法宝。

现在，我们已经对淋巴系统有了更深的了解，知道淋巴系统如何连接身体其他系统和器官，也知道淋巴系统在免疫系统消除炎症时发挥了重要作用。因此，我们已经做好准备学习淋巴按摩的方法了——这些方法都基于科学理论而存在。当我们有意识地维护淋巴系统健康时，其实也是在提高自身免疫力。关于身体疗愈，我接触过不同文化的观点，所以本书也取各家之精华。我建议大家在亲自动手学习按摩方法的过程中，可以带入具体的、有益身心的想象。当我们采取多元的方法改善自己的健康状况时——包括生理上和心理上的健康，这将是由内而外的改变。

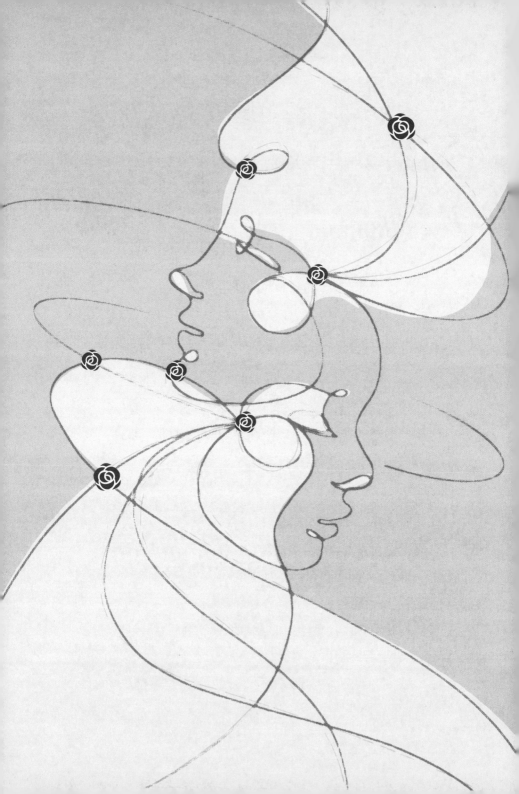

第二部分

淋巴按摩的
功效

第三章

让我们一起开始吧！ 先学习淋巴按摩的原理

在家进行淋巴按摩用到的按摩技巧与专业按摩师所用的一致，但你只需要用自己的双手就能开启自愈之旅。淋巴按摩是自我治愈的方式之一，是与内在的连接，是引导自愈能量进入身体的过程。这些方法以科学为基础，大量的研究表明触摸可以激发身体自愈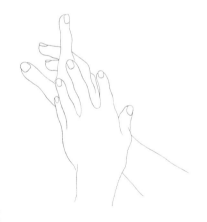的能力。科学研究表明，按摩时淋巴液流量会增加。近红外荧光淋巴成像技术（NIRFLI）通过绿色荧光染料（吲哚菁绿或 ICG），可以监测人工淋巴引流时淋巴液流动的实时图像。

几乎在所有的文化中，抚触都被认为是一种舒缓身心的方式，只是我们没有想过要用到自己身上。其实，我们对抚触的力量早就有所了解，比如用双手轻轻摇晃孩子入睡、在别人害怕时握住对方的手、拥抱一位悲伤的朋友。淋巴按摩可以激发我们天生的自愈能力，开启自我疗愈的过程。抚触有助于缓解焦虑和压力，激发免疫系统功能，促进睡眠，缓解疼痛、恶心、疲劳以及化疗的副作用。抚触可以让伤口愈合得更快，缓解纤维肌疼痛、狼疮等慢性疾病的症状。

在我们开始学习淋巴按摩之前，请牢记抚触的各种好处！学习淋巴按摩的过程好比融合自爱和自愈的冥想艺术。越是练习这门艺术，你就越自信，越有觉知，越能敏感地察觉身体的各项需求。

淋巴按摩的手法顺应淋巴分布的规律，可以帮助减少炎症。这些按摩的方法会让身体产生一种起伏的感觉，创造出真空效应（压力差）帮助淋巴系统吸收液体、排出毒素。整个淋巴系统紧密相连，即便只是局部按摩，也能影响整个系统。我的方法效果显著的原因是，我把关注点放在刺激淋巴结上，也就是我们的淋巴"地漏"。

想象一下，当浴缸下水塞周围脏了，你想要清理它，你要做的第一件事是什么？大多数人会直接刷洗下水塞，另外一些人可能会选择用水冲洗它。实际上，我们应该先把地漏里的头发清理干净。否则，就算我们放水或者刷洗下水塞，也没有解决问题的根源。

　　我们的淋巴结就像地漏。在将淋巴液推向淋巴结之前，我们应该首先刺激淋巴结。只有这样，淋巴结才能过滤更多的淋巴液。所以，我建议大家，在干刷之前先按摩淋巴结。大部分淋巴结都长在身体各部分的连接处，就像门窗的合页一样。这样的生理设计是对人体的保护，同时也是为了接收更多的动能，以此促进淋巴液的流动。

　　现在，让我们一起来学习淋巴按摩基础知识，开启淋巴按摩之旅吧！

淋巴按摩的原理

　　在学习淋巴按摩之前，熟知这些原理可以帮助大家更深入、更安全地进入淋巴感知世界。切记，淋巴液通过淋巴结流向心脏。日常练习时，将淋巴分布图装入头脑中，就能正确进行淋巴按摩了。

一些小建议

　　1. 按摩淋巴结。按摩淋巴结是向身体发出信号：毒素要被排出体外啦！我跟我的客户开玩笑说，这就像我们在练习瑜伽之前唱诵"OM"一样。淋巴无处不在，遍布全身。当我们按摩淋巴结时，比如脖子或腋窝处的淋巴结，可以帮助该部位接收淋巴液。我们把这步叫作"清理地漏"。很多按摩方法在结束时还会再按摩淋巴结，是因为按摩淋巴结同样可以舒缓淋巴

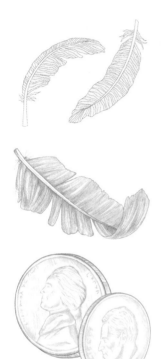

流动，使淋巴循环在按摩中期达到高峰。这也是为什么我们常常重复某些步骤。坚持按摩一段时间后，我们即便只按摩一部分淋巴，身体其他部位也能感受到效果。比如，按摩手臂处的淋巴，腹部的淋巴也会加快流动。这就是打通全身淋巴系统后的效果。按摩后，你会听见胃中的咯咯声，身体随之放松，内心安静惬意。

2. 轻轻按摩！ 自我淋巴按摩时动作要非常轻柔，按压的力度略大于羽毛拂过皮肤，但不要超过一角硬币的压力。如果你感觉牵动肌肉，那就说明力度过大了。如果你玩过桌上冰球，可以把淋巴按摩想象成冰球在桌上漂移的情景——手在皮肤上一带而过。但按摩腹部和脂肪层较厚的区域时力度可以加大。淋巴按摩的手法是让力度到达浅层的皮下组织，在这里，有许许多多的淋巴管专门负责收集多余的液体。刚开始按摩时，你可能没有什么感觉，这恰恰说明你的方法正确。如果你曾经体验过颅骶疗法（一种通过轻触改善头部、脊柱和骶骨压迫问题的疗法），那么，你就能体会到在淋巴按摩中需要多么轻柔的力度。力度大倒不至于伤身，但远不如轻柔的手法益处良多。

　　3. 学会使用轻柔、滋养的手法。用掌心水平延展皮肤，这是最舒适有效的手法。你可能已经习惯了大力度的身体按摩——按摩师用指关节或肘关节按揉深层的肌肉组织。但淋巴按摩恰恰相反，跟大多数需要使劲向下按压的按摩手法不同，淋巴按摩更重视与皮肤平行的手法与力道，以产生一种波浪式的能量。想象你用手掌将一杯卡布奇诺上的泡沫推向一边，而不是让泡沫混入咖啡中。

　　4. 按摩的方向不是画圈。淋巴按摩要根据淋巴的流向按摩。你见过毛毛虫爬吗？它们一段一段地向前蠕动。我们要学习毛毛虫蠕动的技巧，用这种方式正确地推动淋巴液。如果我们按摩时在身上画圆形，就等于把淋巴液又推回起始位置。如果一定要说淋巴按摩手法是什么形状，我认为是半圆或新月形、C 形。我们要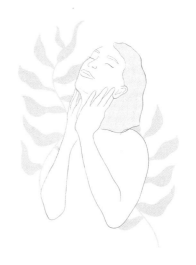将皮肤轻柔地延展一点，每一次延展的最后稍微停顿一下，就像我们书写字母 C 的笔法，这样就可以避免画一个完整的圆圈。

淋巴按摩的禁忌

如果你有某些特殊情况，就不能进行淋巴按摩。比如有活动性出血或血凝块，患有急性充血性心力衰竭、急性感染、急性肾衰竭、蜂窝组织炎、深静脉血栓（DVT）或栓塞，或者身患癌症且未经治疗，请在按摩前咨询医生。

如果存在以下任何一种情况，请务必小心，要获得医生许可后才能开始按摩：患有腹主动脉瘤、阿尔茨海默病、自身免疫疾病、支气管哮喘、心脏水肿或其他心脏病、糖尿病、憩室炎、颈动脉窦过敏、低血压、多发性硬化症、瘫痪、静脉曲张、严重动脉硬化、甲状腺功能障碍（格雷夫斯病或甲状腺功能亢进）、静脉炎症或静脉肿胀疼痛，处于妊娠期，体内装有预防血栓的装置，近期做过手术或术后腹腔内出现瘢痕，或有其他需要医生许可的疾病。

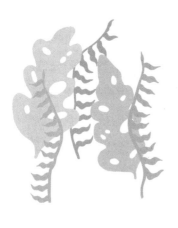

5. 别着急，慢慢来。淋巴系统"龟速"运转，淋巴管壁一张一缩推动淋巴液流动，一分钟大概推动6~12次。所以，我们的按摩手法要缓慢轻柔。只有这样，才能触及肌肉层上方的淋巴液，让身体进入副交感神经修复模式。当我给自己按摩时，我喜欢来回摇晃自己的身体，想象自己身处潮起潮落的大海里，像随波逐流的海草。

6. 了解淋巴的走向。首先，请认真学习淋巴分布图！确定按摩区域时，要了解该区域的淋巴结分布。在开始按摩之前，了解身体不同区域对应的淋巴结流向。

7. 尽可能多让手掌和皮肤相接触。尽量将手掌直接放在皮肤上按摩。当然，我们也可以透过衣物刺激淋巴结，但只有直接触摸皮肤时，你才能直观地感受身体内部的沟壑起伏、经脉构造。一边按摩，一边感受体液持续不断的变化。我们的皮肤上有许多神经末梢，它们十分敏感，可以给出有价值的反馈。按摩时不需要用按摩油，没有油皮肤才能更好地延展。当然，本书中关于改善脂肪团、修复运动损伤、术前保健、术后恢复以及改变瘢痕组织的按摩方法除外。

8. 找个舒服的姿势。大多数方法并没有严格的姿势要求，无论你坐着还是躺着，蹲下还是站起来，确保身体舒适就好。只有少数特定的方法对姿势有要求。我建议直接在皮肤上按摩，所以以宽松透气的着装为佳。淋巴按摩时，不要穿内衣或运动胸罩。

9. 深呼吸。深呼吸时，膈的收缩会更有力。膈的收缩力可以作为胸导管的外在压力，胸导管是人体最大的淋巴管，负责运送下半身和四肢的淋巴液返回心脏，所以膈的收缩力是非常重要的推动力。深呼吸的技巧非常简单，吸气时扩张腹部，呼气时放松腹部。

10. **多喝水！** 我们的身体大约有 70% 是水，可以说我们的身体就是一个大水缸！多喝水有助于促进免疫细胞循环，滋养淋巴管，排出毒素。充足的饮水量也会让皮肤更有光泽。每天至少要喝 9 杯水（200 毫升一杯），如果天气热还应适量增加，花草茶水也包括在内。另一种计算饮水量的方法是将体重乘以 2/3（约 67%），得出结果后，1 千克体重对应 60 毫升水，即可算出每日饮水量。所以，如果你体重是 75 千克，那么你的每日饮水量大约是 3 000 毫升。此外，还要保证水源质量，要喝过滤后的净水。我建议大家起床后先喝一杯温柠檬水。我们每天都要不断补充水分，尤其是做完淋巴按摩后。饮水有助于清除组织中的碎屑。

11. **观察自己的点滴进步。** 当你持之以恒地坚持进行淋巴按摩时，我建议大家经常尝试新的按摩方法，并在练习后记

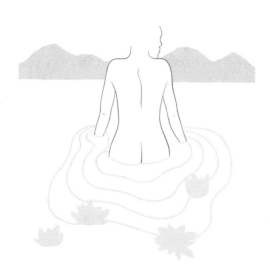

录自己的感受。你可能会发现自己的情绪和想法都发生了变化。就像我在前言中说的那样，淋巴是生命流动的能量，疏通内部引擎可以换来好心情。每当我心情低落或感到忧郁时，我会做一组疏解情绪的淋巴按摩，我认为这是改善

身心最快速的方法。

　　做完淋巴按摩后，你可以尽量留出一些时间，用于记录身体在此过程中的感受。有些人会觉得轻松愉快，有些人则感到筋疲力尽。开始排毒的阶段也并不总是舒适愉悦。淋巴按摩结束后，淋巴循环的速度不会立刻改变，但你可能会在接下来的几天里逐渐体会到按摩的效果。我们正在激活身体的自愈能力，免疫系统也需要时间来做出反应。

淋巴按摩如何减轻肿胀

　　几年前，我遇到一位 70 多岁的客户，她被诊断患有肌萎缩侧索硬化。当时，她的病情已经很严重了，只能坐在轮椅上，需要 24 小时护理。因为久坐，她的脚变得青紫、肿胀。她的伴侣是一名内科医生，认为人工淋巴引流可能会减轻肿胀。我第一次见到她时便做出判断，她的身体条件并不适合自己学习淋巴按摩。所以，我决定把方法教给她的伴侣和护工。

　　一开始，我向她们普及了一些淋巴的科学知识。随后，我向她们展示了如何按摩不同区域的淋巴结组群。我告诉她们，按摩淋巴结就是"清理地漏"，是为了激活整个淋巴系统。我先为她按摩了颈部两边的淋巴结，这个区域是主要的过滤通道，然后是腋下淋巴结。随后，我又让她尝试了腹式呼吸。最后，我着重按摩了大腿上方的腹股沟淋巴结，双脚和双腿的淋巴液都在此处被过滤。奇迹发生了！她双脚的颜色开始恢复正常！原本青紫的颜色在我们眼前消失了！通过按摩淋巴结，可以产生一种吸力效应，加快淋巴液的循环。我甚至还没有开始按摩她的双脚和小腿，但她的双腿和双脚确实恢复了肉色，与身体其他部分无差。还好她的伴侣用手机全程录像，否则这样的效果连我自己都难以置信。

如果你想加快局部的淋巴循环，可以先按摩此处的淋巴结，这有利于激活整个淋巴系统。

淋巴按摩的基本手法

淋巴按摩的手法是模仿自动波，即推动淋巴液流动的生理脉冲。我们要轻柔地舒展皮肤。淋巴按摩有好几种手法，无法哪一种都要避免画圈。淋巴按摩的手法有两个力，一个是手法的力，一个是回弹力。

手法的力是指手掌帮助皮肤延展时的推压之力。当我们松手时，皮肤会有一个回弹力。当然，腹部按摩除外。

C 形手法

这个手法只须轻柔地延展皮肤，延展到最后时稍微旋转，像是在皮肤上画一个 C 或新月。用这个手法按摩，可以促进淋巴液流向淋巴结。如果用打圈的

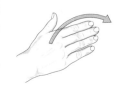

方式按摩, 可能会造成淋巴液回流。事实上, 新月形手法就是加长的 C 形手法, 目的是将淋巴液推向淋巴结。

J 形手法

与 C 形手法相似, J 形手法中段更长, 末端稍微弯曲, 与书写字母 J 一样。J 形手法通常用在按摩头部和颈部的方法中, 因为这些方法通常需要按摩左右锁骨上淋巴结。

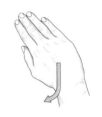

重复画 C 手法

重复画 C 手法主要是在按摩腹部时使用, 在结肠和肚脐的上方, 可以用重复画 C 的手法不断按摩。

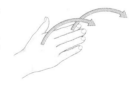

虹形手法

虹形手法其实就是翻转的 C 形。通常用于乳房、胸部、手臂和腿部。要点与其他手法相同。采用虹形手法时, 可以想象为自己的身体注入彩虹般的希望。

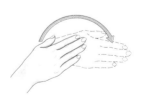

按压手法

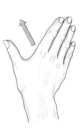

按压手法主要用到食指和拇指之间的大鱼际，力量大部分来自手掌和掌根。按摩四肢和身体的大块区域时，如手臂、腋窝、大腿根和大腿时常用这种手法。要想大面积推动淋巴液，这种手法十分有效。

使用这种手法时，试着想象海草在大海中随波起伏的样子。风平浪静时，海草毫不费力地在海水中伸展飘动。风大浪急时，却容易纠结缠绕在一起。所以，这个手法的重点也是轻柔地用力，并且要有方向感，要熟知淋巴液流动的路径。

"斯波克"手法

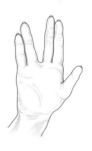

"斯波克"手法功能强大，在许多淋巴按摩方法中都会用到，值得特别注意。如果你看过《星际迷航》，那你一定知道斯波克船长那个著名的手势，寓意"生生不息，繁荣昌盛"，他的中指和无名指相互远离。中指远离无名指是这个手法的基础。将中指、食指和拇指放在耳朵后，无名指和小指放在耳朵前（如果一开始还不习惯这个手势的话，可以将食指和大拇指放在耳后），轻柔地按摩耳前和耳后。将淋巴液同时推至脑后和后颈的淋巴结处，这有助于促进耳朵周围的淋巴液流动。感冒前后、耳朵堵塞、宿醉后使用这一手法可以有效改善症状，除此之外还能调节窦压。

练习手法时，保持吞咽动作

　　唾液不仅能帮助我们吞咽，还可以杀死口腔中的细菌，消化活动由此开始。吞咽时，食物和唾液进入食道，在食道中做平滑肌运动（称为蠕动，我们在第二章中讲过），将食物和唾液推向胃部。

　　唾液形成于两颊、下巴、口腔和牙齿周围的唾液腺（包括腮腺、颌下腺和舌下腺）。事实上，最新科学研究表明，还有另一组位于鼻腔与喉咙交界处的唾液腺。这些腺体将耳朵与喉咙连接起来，也就是吞咽时用到的肌肉。按摩耳部可以刺激平滑肌的收缩，增加吞咽的频率。这样一来，淋巴循环系统可以带走头部和颈部窦腔中的液体，防止液体堆积。

颈部淋巴带手法

　　这一区域的淋巴带就位于衬衣领子的周围，在肩部上方。淋巴液流动的路径是从颈后环绕向前，流入左右锁骨上淋巴结。为了刺激颈部淋巴带，可将双手放在斜方肌处，手肘指向前方，吸气；呼气时，肘部下垂，指尖仍在肩膀上。

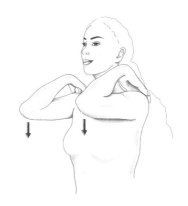

第四章

淋巴按摩方法

通过前面的学习，我们对淋巴系统已经有所了解，也知道淋巴系统对健康和高质量生活的重要作用。现在，让我们用自己的双手使淋巴系统发挥最大作用，通过一些简单的按摩技巧改善身体失衡的状态，滋养和疗愈我们的身体吧。

每种手法开始和结束时，都要刺激淋巴结。按摩过程中需要重复相同的步骤，创造一种吸力效应，就像我们在清理地漏一样。很多方法中都会出现相同的手法，因为身体各个区域淋巴液流动的路径相似，存在一定的共性。按摩的秘诀在于：先按摩淋巴结，再将淋巴液推向淋巴结。就这么简单！

要知道，淋巴结大多分布在身体的连接处，如腋下、颈部、腹部、大腿根部。这样的位置不仅可以保护淋巴结，还能使淋巴结从我们的活动中获得更多的动能——不管是走路、张望还是每天重复几十次拿东西的动作。每个方法中至少会涉及一组淋巴结，任意一个方法中的动作都是为了推动淋巴液的流动。一旦你熟悉了淋巴液的流向图，你的直觉就能指引你的动作。

经过多次尝试后，这些动作会逐渐印刻在你的脑海里，就好像你已经是一位老手。每个步骤只需几秒钟，每个方法只需几分钟。按摩过程中，我喜欢想象大自然中的物象，比如彩虹、瀑布、新月、海草和阳光。在自我疗愈的过程中，可以将这些让人感到平静的物象植入脑海中。

要知道，我们身体中流淌的淋巴液是血液的两倍多，且遍布全身。当你练习这些按摩技巧时，试着感受淋巴之河的神奇力量，感受每一个被滋养的细胞、每一处被滋养的组织正在与病菌搏斗，想象自己沉浸在白色的健康护盾中。与此同时，我们应该多喝水，吃健康的食物，经常锻炼，这样才能巩固按摩带来的效果。这些良好的生活习惯可以加快淋巴液的流动，排出毒素，增强免疫功能。

在每个动作的末尾，你会看到一系列图标，它们与第五章中的整体疗愈和运动相呼应。在日常的自我护理中加入这些辅助元素，有利于清除身体毒素，避免淋巴系统负担过重，使身体恢复平衡状态。采取多种模式并行的方法是实现淋巴健康的最佳途径，之后便是享受淋巴健康带来的诸多益处。

注意：除非特别说明，按摩时可以自主选择舒服的姿势，坐、站、斜靠或躺在瑜伽垫上、床上均可。

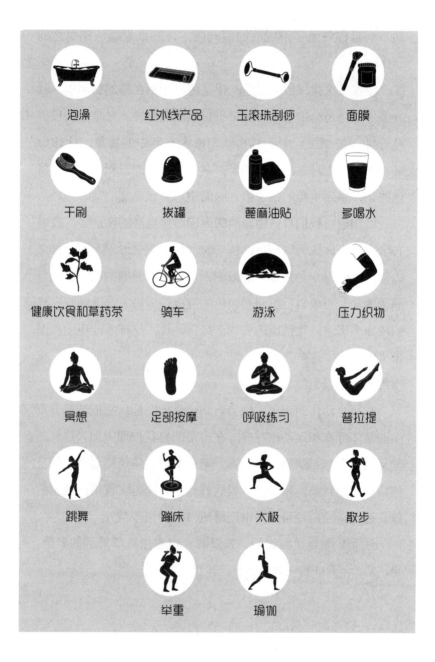

泡澡　　红外线产品　　玉滚珠刮痧　　面膜

干刷　　拔罐　　蓖麻油贴　　多喝水

健康饮食和草药茶　　骑车　　游泳　　压力织物

冥想　　足部按摩　　呼吸练习　　普拉提

跳舞　　蹦床　　太极　　散步

举重　　瑜伽

感冒样症状

咽喉肿痛

耳痛

头痛

鼻塞和过敏

咽喉肿痛

大家是否有这样的感受，我们的喉咙非常脆弱，容易被病毒攻击，季节变化或感冒前喉咙总是先有症状。你可能还会感觉到颈部淋巴结肿大。当身体与炎症斗争时，我们轻易就能摸到颈部的淋巴结。很多人在这个时候才第一次意识到淋巴系统的存在。

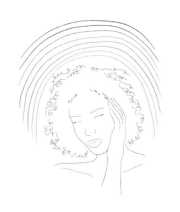

我们的头部和颈部有 100~200 个淋巴结。当细菌和病毒通过嘴巴和鼻子进入人体时，这些淋巴结就是第一道防线。例如，我们的口腔充满了细菌，扁桃体就是大量淋巴细胞的聚集地（也被称为淋巴器官，我们在第一章中讲到过）。位于咽部的淋巴细胞在免疫系统中发挥着重要作用，它们可以阻止外来物进入肺部和呼吸系统。不但如此，它们还可以产生抵抗病毒的抗体，并通过淋巴循环将这些病毒排出体外。牙根和舌根的表面组织也有淋巴。

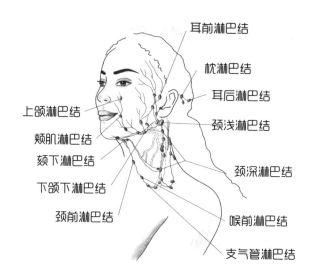

耳前淋巴结

枕淋巴结

耳后淋巴结

颈浅淋巴结

上颌淋巴结

颊肌淋巴结

颏下淋巴结

颈深淋巴结

下颌下淋巴结

颈前淋巴结

喉前淋巴结

支气管淋巴结

阿育吠陀治疗咽喉肿痛

在阿育吠陀中，有一个概念叫 ama，指不可代谢的废物、积累的毒素。它们都会堵塞人体通道，削弱其运输功能。如果不定期清理 ama，人就会生病。虽然不同的体质会在身体不和谐时表现出不同的症状，但消化道、呼吸道废物堆积时，我们就易感冒、咳痰、流鼻涕。液体堆积会影响耳朵、鼻子、喉咙、肺甚至排便。当我们患上感冒，身体虚弱时，就要特别注意饮食。本书第五章中有感冒时应多吃的食物清单，也有消炎的草药茶。当然，也有一份不容忽视的感冒时忌口的食物清单（特别是乳制品、肉和面筋蛋白）。

我自己感冒时也会练习这个方法，多年来我一直将它教授给我的客户。当你感觉自己即将感冒或者已经患上溃疡、感冒疮时，或者已开始咳嗽、打喷嚏、喉咙痛时，这个方法效果最好。我发明这个方法是为了让我的客户能保持健康，增强身体清洁和自愈的能力。

我的一位客户，虽然已经 80 多岁了，但她的社交生活比我更活跃。因为经常与人接触，她患感冒或流感的风险很高。然而，她极少生病。她告诉我，这是因为她十分在意自己的身体状况，坚持不懈地提高自身免疫力。

有证据表明，压力是导致疾病的因素之一。我们时不时会生病，当这种情况发生时，找找自己生病的原因。如果你发现脖子上的淋巴结肿大，就想想自己承受的压力，试着减轻压力。当我们有太多事情要处理的时候，很容易感到不知所措，也就不会专门抽出时间照顾自己。无论如何，请你一定要确保睡眠充足！睡觉既简单又实惠，还能提高我们的免疫力。

如果你发现自己喉咙发痒，或者摄入了过多糖和酒精，或者过度沉迷于垃圾食品和碳酸饮料，按照这个方法按摩有助于清除口腔中的残渣，刺激唾液中的抗菌酶生成，从而维护口腔生态系统的平衡。当我感到身体乏力时，我会按照这个方法每天按摩 2~3 次。因为我知道，那是身体在向我发出信号，它需要更多的能量补给。按摩的次数越多，就越了解自己的身体，越能感知身体的需求。这个方法的效果非常显著。天气变化时，或者患上感冒后，可以每天按照这个方法按摩，帮助身体清除黏液，改善充血的症状。

　　注意：如果患有急性感染或感染导致的淋巴结肿大，请不要练习这个按摩方法。待感染好转，咨询医生后方可练习。如果颈部淋巴结持续肿大，请咨询医生。淋巴长期肿胀的原因可能是牙齿感染、潜在的慢性疾病（如疱疹）或该区域受到创伤。如果医生认为有必要，可以拍片找出原因。

步骤 1
刺激锁骨上方、脖子根部的左右锁骨上淋巴结，指尖下压锁骨凹陷处，向肩膀下方和外侧轻柔地画 J。重复 10 次。

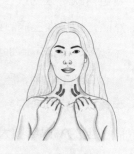

步骤 2
颈部按摩有 3 个小步骤。
①将两只手掌放在颈部最下方，轻柔地滑向锁骨位置。该动作重复 10 次。
②将手掌上移，小指触摸翳风穴（耳后凹陷处），五指倾斜包裹

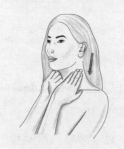
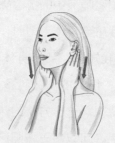
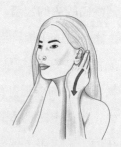

颈后侧，手掌轻柔地滑向锁骨。重复 5 次。

③手掌再次上移，包裹整个颈后侧，从耳后滑向锁骨。重复 5 次，再做 1 次吞咽动作。

步骤 3

"斯波克"手法：将中指和无名指分开（也就是斯波克船长的手势），将中指和食指放在翳风穴，小指和无名指放置在耳前，用 C 形手法轻柔地向后向下按摩。重复 10 次。该方法可以刺激耳前和耳后淋巴结，有节奏的按摩效果更佳。然后，再做 1 次吞咽动作。

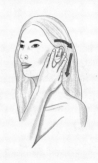

步骤 4

双手放在耳后，小指触摸翳风穴，用 C 形手法向下轻柔地滑动。重复 10 次。

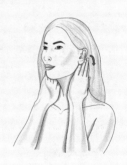

步骤 5

刺激颈部淋巴带：双手放在肩膀上，手肘指向前方，吸气；呼气时，肘部下垂，指尖放在肩膀上。重复 5 次。这个动作有助于颈后淋巴液流向锁骨上方的淋巴管。

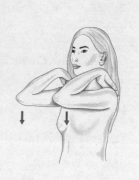

步骤 6

重复步骤 3，做一次"斯波克"手法并做 1 次吞咽动作。

步骤 7

将五指放在颅骨底部的枕骨圆枕处，指尖轻柔地触摸，沿着枕骨圆枕向颈后滑动，就像瀑布从山上一泻而下。重复10 次。

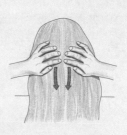

步骤 8

重复步骤 5，刺激颈部淋巴带。

步骤 9

用五指指腹从下巴往耳垂的方向画 C 按
摩。重复 3 次。这是牙齿（颏下淋巴结）、
唾液腺、口腔、嘴唇和舌头（下颌下淋巴
结）等部位的淋巴流向。这个区域也是结
肠和胃的反射区，感冒时，该区域的淋巴
容易堵塞。

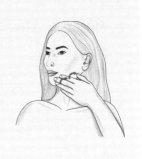

步骤 10

用五指指腹从颧骨处向耳前水平画 C 按
摩。重复 5 次。这个动作可以刺激腮腺淋
巴结和扁桃体淋巴结，促进淋巴结有效过
滤淋巴液，防止淤堵。这也是结肠和心脏
的反射区，疏通这里的毒素堆积会对我们
的健康有益。

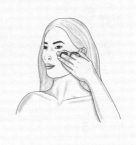

步骤 11

将食指和中指的指腹放在鼻翼两侧，停留
几秒钟，然后水平滑向耳前。重复 5 次。
这里是肺部的反射区。

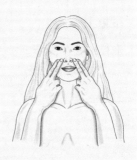

步骤 12

双手指腹从面颊滑向耳前，从鼻尖滑向前额，再回到耳前，动作
轻柔。重复 3 次。

步骤 13

一只手从鼻梁向上按摩，将额头的皮肤提
至发际线。重复 5 次。这里是肝脏和胆囊
的反射区。

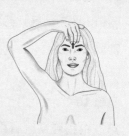

步骤 14

手指沿着发际线滑向太阳穴，然后在太阳穴处停留画 C。重复
5 次。

步骤 15

张大嘴巴，深吸一口气，呼气时发出呼声。重复 3 次。呼声可以
令脾脏和胃产生共振。

步骤 16

重复步骤 3，做 1 次"斯波克"手法，再做 1 次吞咽动作。

步骤 17

右耳偏向右肩，保持 3 秒钟，吸气，呼气。
左耳偏向左肩保持 3 秒钟，吸气，呼气。重
复 2 次。如果无任何不适感，可以轻柔地
转动头部，然后再换一个方向转动。保持呼
吸，做 2 次吞咽动作。伸展颈部可以消除颈
部的紧张和堵塞感，有利于淋巴液流动。

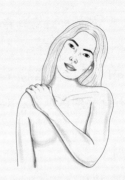

步骤 18

重复步骤 2 的颈部按摩。

步骤 19

重复步骤 7，按摩颅骨底部的枕骨圆枕。

步骤 20

重复步骤 5，刺激颈部淋巴带。

步骤 21

重复步骤 1，刺激左右锁骨上淋巴结。

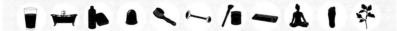

耳痛

如果你经常耳痛、过敏，或耳内出现过多耳垢或液体，这个方法就很适合你。如果你刚刚经历过一次感冒，这个方法也可以帮你排出耳内多余的液体。夏天我经常游泳，每次游泳后我都会用这个方法排出耳朵里的液体。

我的客户也喜欢这个方法，他们认为这个方法可以提高听力。这个方法还有助于缓解鼻窦问题，减轻颞下颌关节功能障碍（TMJ）的症状——下颌紧绷、疼痛、进食困难。这个方法简单有效。听力专家认为压力会导致听力下降，因为压力会阻碍正常的血液循环。耳朵是我们身体运动控制系统的组成部分（前庭），耳朵能让我们保持平衡，做出动作，走路时不至于摔倒。内耳的液体通道关乎肌肉和关节的运动，以及手脚的感知力。

耳朵周围的淋巴液最终流入左右锁骨上淋巴结。耳朵周围的淋巴液首先会流入耳前和耳后的淋巴结，这就是我喜欢"斯波克"手法的原因——这个手法可以同时按摩这两处的淋巴结。刺激颅骨底部和颈后枕骨圆枕可以促进颈部后侧的淋巴液流动。

这一按摩方法会对我们的精神产生什么影响呢？我认为这是一个可以抛开外部世界嘈杂的声响，专注于内心的机会，也是一个与自己的内在产生连接的机会。在练习这个方法时，我希望你能倾听自己内在的声音，这样可以让人更加清醒。

如果你戴耳环，按摩前一定要取下。在实践中，我发现随着年龄的增长有些人会对金属过敏。如果你也有这样的问题，请一定注意。

注意：如果患有多发性或慢性耳痛，请先咨询医生或耳鼻喉专家。

如何同时解决耳痛和颞下颌关节功能障碍的问题

我在网上有一名客户，名叫锡安，他的耳朵不久前感染了。那是一次急性感染，痊愈后他的耳朵还是持续疼痛——从早上睁开眼睛开始疼，一整天都没有间断过。他还告诉我，因为颞下颌关节功能障碍，多年来他一直忍受着下巴痛的困扰，即便戴着咬合板睡觉也会磨牙。最严重的是，他最近做了一些令人痛苦的牙齿治疗，导致下巴肿胀，张嘴都困难。我向他展示了耳前、耳后一直到颈部的淋巴流向图。可以看出，这一区域的淋巴结多分布在颞下颌关节处。我教给他治疗耳朵痛的方法，并通过邮件保持联系。经过几个月有规律的淋巴按摩后，他被按摩的效果震惊了，困扰他多年的慢性耳痛消失了，淋巴按摩减轻了下颌肌肉的紧绷感，他的下巴也变得更加灵活。颞下颌关节功能障碍患者通常被建议深度按摩下颌肌肉，但深度肌肉按摩可能起到相反的作用，进而加重炎症。而轻柔的面部肌肉按摩却能创造一个和谐的环境，让肌肉变得柔软，同时保持淋巴流动。坚持进行缓解耳痛的淋巴按摩后，锡安已经可以张开嘴了，疼痛也明显减轻。他给我发信息说："效果完全颠覆了我的认知！"

步骤 1

刺激左右锁骨上淋巴结，指尖下压锁骨凹陷处，向肩膀下方和外侧轻柔地画 J。重复 10 次。

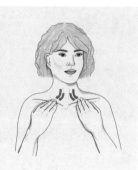

步骤 2

颈部按摩，共 3 步：

①将两只手掌放在颈部最下方，轻柔地滑向锁骨时，让皮肤微微延展。重复 10 次。

②将手掌上移，小指触摸翳风穴，五指倾斜包裹颈后侧，手掌轻柔地滑向锁骨。重复 5 次。

③手掌再次上移，包裹整个颈后侧，从耳后滑向锁骨。重复 5 次，做 1 次吞咽动作。

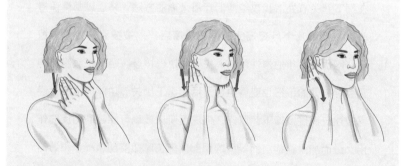

步骤 3

用"斯波克"手法：将中指和无名指分开，将中指和食指放在翳风穴，小指和无名指放在耳前，用 C 形手法轻柔地向后向下按摩。重复 10 次。这个动作可以刺激耳前和耳后淋巴结，有节奏、舒缓轻柔的按摩效果更佳。然后，再做 1 次吞咽动作。

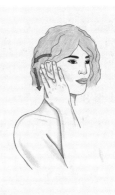

步骤 4

双手放在耳后，小指触摸翳风穴，用 C 形手法向下轻柔地滑动。重复 10 次。

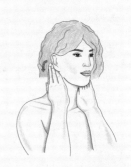

步骤 5

将五指放在颅骨底部枕骨圆枕处，指尖轻柔地触摸，沿着枕骨圆枕向颈后滑动，就像瀑布从山上一泻而下。重复 10 次。

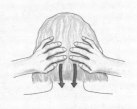

步骤 6

重复步骤 3，再做 1 次吞咽动作。

步骤 7

从耳后轻柔地滑向颈部。重复 3 次。

步骤 8

刺激颈部淋巴带：双手放在肩膀上，手肘
指向前方，吸气；呼气时，肘部下垂，指
尖放在肩膀上。重复 5 次。这个动作有助
于颈后淋巴液流向锁骨上方的淋巴管。

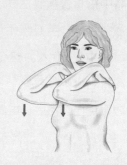

步骤 9

伸展肩部：将右手放在左肩上，前臂斜放
在胸部上，伸展颈部，深吸气，耳朵靠向
右肩时手肘向下。重复 5 次。另一侧也重
复 5 次同样的动作。

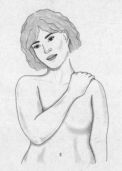

步骤 10

重复步骤 3，再做 1 次吞咽动作。

步骤 11

拉耳，共 6 步。

①用食指和拇指，轻轻地捏住耳软骨，向
下、向外，朝脑后拉伸，保持 10 秒，深呼
吸。松开耳朵，张嘴闭嘴 2 次，吞咽 1 次。

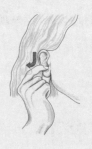

②移动食指和拇指，轻轻地捏住耳软骨更靠内位置，向下、向外，朝耳后拉伸，保持 10 秒，深呼吸。松开耳朵，张嘴闭嘴 2 次，吞咽 1 次。

③沿着耳软骨轻捏不同的位置，一直到耳朵最上方。每个部位重复相同的动作，向外、向下，朝耳后拉伸，并保持 10 秒。如果有耳饰，请小心避开。

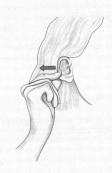

④在耳朵最上方，软骨最薄的地方，用 C 形手法轻柔地按摩，继续向下和向外伸展耳部，将面部淋巴液引流到颈部。

⑤食指在里，拇指在外捏住耳屏，拉伸耳屏靠向脸颊，保持 10 秒。捏住耳屏朝上、下拉动，再朝后靠向脸颊。松开耳朵，张嘴、闭嘴 2 次，吞咽 1 次。

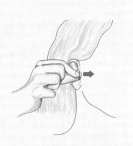

⑥将五指放在颧骨处，朝耳朵上方，发际线的位置画 C 再滑向颈部。重复 5 次。

步骤 12

在另一只耳朵上重复步骤 11。

步骤 13

五指轻柔地从下巴滑向耳朵，从颧骨滑向耳朵，再从额头滑向耳朵。按照这个顺序，重复 3 次。

步骤 14

重复步骤 3。

步骤 15

重复步骤 5：按摩颅骨底部的枕骨圆枕。

步骤 16

五指轻柔地从颈后滑向锁骨。重复 5 次。

步骤 17

重复步骤 9，伸展颈部：耳朵靠向肩膀，吸气、呼气，保持 10 秒。在另一侧重复，两边各做 2 次。如果颈部无不适感，也可以用颈部圆周运动代替侧面伸展。

步骤 18

重复步骤 2。

步骤 19

重复步骤 1，刺激左右锁骨上淋巴结。

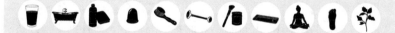

头痛

在了解到大脑胶质淋巴系统突破性的发现后（我们在第二章有提及），我发明了这个方法。最近的研究表明，脑周围的淋巴管在神经炎相关疾病和脑感染的治疗中起着重要作用。胶质淋巴系统的名字源于胶质细胞以及该系统与淋巴系统相似的运作特点。胶质淋巴系统的发现解释了淋巴系统与脑脊髓液相互合作的原理，在我们熟睡时，大脑中的多余液体、溶质和废物可以通过淋巴管排出。

神经科学家发现，大脑中的淋巴管有助于清除淀粉样斑（也就是阿尔茨海默病患者体内异常数量的蛋白质团会导致细胞功能紊乱的原因）。这样看来，睡眠质量尤为重要。随着时间的推移，大脑中的淋巴管会变窄，无法及时排出神经元碎片和废物，这将影响神经元的正常功能。

这一发现对人类健康意义重大。美国国立卫生研究院的负责人表示，通过研究胶质淋巴系统和清除大脑细胞碎片之间的关系，可能会找到治疗神经系统疾病的方法。所以，淋巴健康对大脑健康至关重要！

研究人员尽其所能寻找治疗脑部淋巴管变窄的方法，我们自己也应该行动起来。在了解淋巴液流动的原理以及按摩对淋巴的好处后，坚持淋巴按摩就是很好的自我保养方法。下面的方法就可以有效缓解头痛、头晕和脑雾，因为该方法可以提高细胞废物的代谢速度。患有偏头痛、压力性头痛、莱姆病等疾病，深受头痛困扰，以及患有狼疮等自身免疫疾病的客户，在练习这个按摩方法后，都取得了很好的效果。

　　开始练习之前，先补充一些淋巴液流向的理论知识，头部右侧的淋巴液流向右锁骨上淋巴结，头部左侧的淋巴液流向左锁骨上淋巴结。练习这个按摩方法时，可以把清理细胞碎片的过程想象成雨水冲刷雨水槽中的树叶。只有清理干净这些堆积的树叶，才能创造一条没有阻碍的通道。

步骤 1

刺激锁骨上方至颈部底部的左右锁骨上淋巴结，指尖下压锁骨凹陷处，向肩膀下方和外侧轻柔地画 J。重复 10 次。

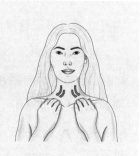

步骤 2

颈部按摩，共 3 步：

① 将两只手掌放在颈部最下方，向下滑向锁骨时，使皮肤得到舒缓的伸展。重复 10 次。

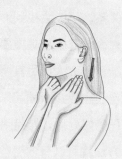

②手掌上移，小指触摸翳风穴，五指倾斜包裹颈后侧，手掌向颈部的方向轻柔地伸展皮肤。重复 5 次。
③双手从耳后侧轻柔地滑向颈部。重复 5 次，再做 1 次吞咽动作。

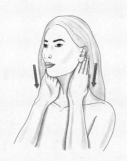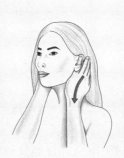

步骤 3

"斯波克"手法：将中指和无名指分开，将中指和食指放在翳风穴，小指和无名指放在耳前，用 C 形手法轻柔地向后向下按摩。重复 10 次。这一步可以刺激耳前和耳后淋巴结，有节奏、舒缓放松的按摩效果更佳。再吞咽 1 次。

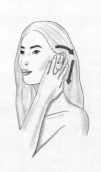

步骤 4

伸展颈部：让耳朵靠向肩膀，吸气，呼气，保持 10 秒。在另一侧重复相同的动作，每侧重复 2 次。如果颈部无不适感，也可以用颈部圆周运动代替侧面伸展。

步骤 5

吸气，双肩耸向双耳；呼气，放松肩膀。重复 5 次。

步骤 6

将五指放在颅骨底部枕骨圆枕处，指尖轻柔地触摸，沿着枕骨圆枕向颈后滑动，就像瀑布从山上飞流直下。重复 10 次。

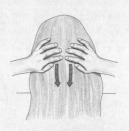

步骤 7

刺激颈部淋巴带：双手放在肩膀上，手肘指向前方，吸气；呼气时，肘部下垂，指尖放在肩膀上。重复 5 次。这个动作有助于颈后淋巴液流向锁骨上方的淋巴管。

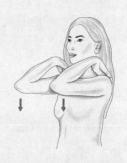

步骤 8

手指从下巴轻柔地滑向耳朵，从颧骨滑向耳朵，再从额头滑向耳朵。按照这个顺序重复 3 次。

步骤 9

用指尖按摩头皮，像洗头一样，从前往后按摩整个头部，再向下按摩至颈后部，这样可以刺激大脑中的胶质淋巴系统。按摩时，想象大脑是一盏干净明亮的灯。

步骤 10

在头皮上画彩虹，共 3 步：

①将右手放在头顶正中心，右手掌根向下画彩虹，推动淋巴液流向颈后侧，右手掌停至右耳处即可。重复 5 次，左侧再重复 5 次。

②再将右手放在头顶下方靠近耳朵的位置，右掌根向下画彩虹，停至颈后侧。重复 5 次，左侧再重复 5 次。

③双手放在头部，靠近枕骨圆枕的位置，用手掌根向颈后侧画 C。重复 5 次。

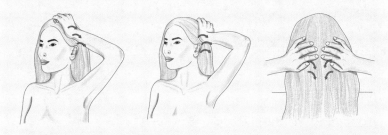

步骤 11

将双手放在耳后，小指触碰翳风穴，用双手掌根向下轻柔地画 C。重复 10 次。

步骤 12

重复步骤 3。

步骤 13

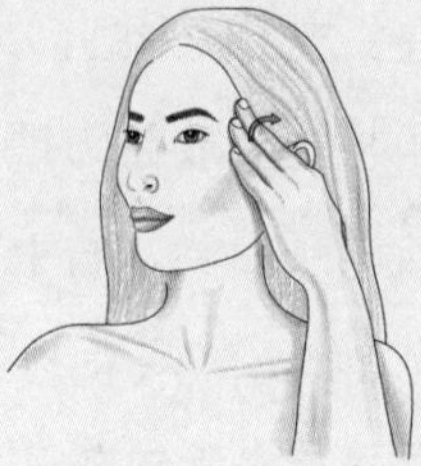

双手放在两侧太阳穴（头痛时大家都会不
自觉地按摩太阳穴，如果你还不熟悉太阳
穴的位置，张开嘴，再闭上，前额两侧肌
肉移动的地方就是太阳穴）处，画小 C。
如果你有磨牙的习惯或者患有颞下颌关节
功能障碍，经常按摩太阳穴可以改善这些症状。按摩时，切忌用
力过大。重复 10 次，再吞咽 1 次。

步骤 14

重复步骤 10：在头皮上画彩虹。

步骤 15

重复步骤 9：用指尖按摩头皮，像洗头一样。

步骤 16

重复步骤 6：按摩颅骨底部的枕骨圆枕，做 2 次吞咽的动作。

步骤 17

重复步骤 8：手指沿着发际线、前额和脸部轻柔地下滑。

步骤 18

重复步骤 4：伸展颈部。

步骤 19

头部缓慢地画圈，一侧完成后，再换至另一侧。如果你容易眩晕，就跳过这一步。

步骤 20

耸肩：双肩耸向耳朵，吸气，屏息 3 秒，然后呼气，放松肩膀。重复 5 次。

步骤 21

用力揉搓手掌，将搓热的双手盖住双眼，深呼吸，双手保持 10 秒。松开双手时，掌根按压颧骨。

步骤 22

重复步骤 7：刺激颈部淋巴带。

步骤 23

重复步骤 1：刺激左右锁骨上淋巴结 3 次。

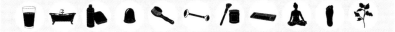

鼻炎和过敏

鼻炎和过敏都是常见病症。鼻窦是颅骨的空腔，内表面有一层薄薄的黏膜，从鼻腔延伸至喉咙，是呼吸道的组成部分。鼻窦是充满空气的气囊，用来过滤和清洁空气，空气向上通过鼻窦进入鼻腔，向下进入肺部。不管是饱受鼻窦问题的患者，还是才出现症状的患者，保持鼻窦畅通，防止鼻窦感染都至关重要，因为鼻窦与大脑相连。

不仅面部有鼻窦，后脑也有鼻窦。上颌窦位于鼻孔两侧颧骨附近，额窦位于眼睛上方靠近前额的位置，靠近眼睛的鼻梁两侧是筛窦，筛窦后面是蝶窦。这也是我们要沿着颅骨底部的枕骨圆枕按摩的原因。

健康的鼻窦可以畅通无阻地排出黏液。过敏、感染（会产生额外的黏液）和其他刺激会使鼻窦组织发炎，空气通道变窄，引起疼痛。炎症会影响眼周和鼻梁处的额窦，这就是为什么鼻炎发作时可能会引起窦性头痛。

如果你的鼻窦问题是过敏引起的，那么通过过敏测试即可确定过敏原。罪魁祸首可能是空气中传播的物质，例如花粉，也可能是饮食或环境中的某些物质。鼻窦问题也可能是鼻中隔偏斜导致，因为这种偏斜会抑制呼吸。

无论何种原因引起的鼻窦问题，通过练习下面这个按摩方法都能得到缓解，因为这个方法可以打开鼻窦腔，排出多余的黏液并疏通此处的淋巴管。在练习头部和颈部的一些方法时，我建议大家多做吞咽的动作，以刺激平滑肌的收缩，推动淋巴液的流动。

　　按摩头部的某些部位，可以减轻颧骨、下巴和脖子周围的压力和疼痛。我的一些客户注意到，他们的鼻窦问题并不是由环境问题引起的，这让他们很疑惑。通常情况下，我会询问他们最近是否做过牙科治疗，因为口腔中的细菌也有可能进入鼻窦。我也会询问他们最近情感上有没有经历很大的起伏。人类的思想情感产生于大脑的前额皮质，它就位于鼻窦上方。精神压力通常会造成肌肉紧张，给前额皮质带来压力。如果你能很明显地感受到这样的压力，那么从能量的角度来讲，你的思想正在扼杀你的想象力。

步骤 1

刺激左右锁骨上淋巴结，指尖下压锁骨凹陷处，向肩膀下方和外侧轻柔地画 J。重复 10 次。

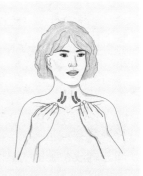

步骤 2

颈部按摩，共 3 步：

①将两只手掌放在颈部最下方，向下滑向锁骨时，使皮肤得到舒缓的伸展。重复 10 次。

②手掌上移，小指触摸翳风穴，五指倾斜包裹颈后侧，手掌向颈部的方向轻柔地伸展皮肤，重复 5 次。

③双手从耳后侧轻柔地滑向颈部。重复 5 次，做 1 次吞咽动作。

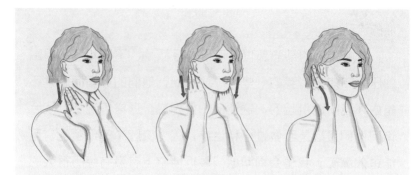

步骤 3

"斯波克"手法：将中指和无名指分开，将中指和食指放在翳风穴，小指和无名指放在耳前，用 C 形手法轻柔地向后向下按摩。重复 10 次（这会刺激耳前和耳后淋巴结），再做 1 次吞咽动作。

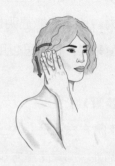

步骤 4

将五指放在颅骨底部枕骨圆枕处，指尖轻柔地触摸，沿着枕骨圆枕向颈后滑动，就像瀑布从山上流下。重复 10 次。

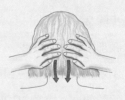

步骤5

刺激颈部淋巴带：双手放在肩膀上，手肘
指向前方，吸气；呼气时，肘部下垂，指
尖放在肩膀上。重复5次。这个动作有助
于颈后淋巴液流向锁骨上方的淋巴管。

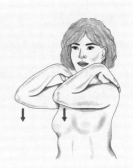

步骤6

手指轻柔地从下巴滑向耳朵，从颧骨滑向耳朵，从鼻梁滑向前
额，最后再滑向耳朵。重复3次。

步骤7

用五指指腹从下巴往耳垂的方向画C按摩。这是牙齿（颏下淋巴
结）、唾液腺、口腔、嘴唇和舌头（下颌下淋巴结）等部位的淋
巴流向。重复3次。

步骤8

用五指指腹从下巴往耳朵画C按摩。这
个动作可以刺激腮腺淋巴结和扁桃体淋巴
结，促进淋巴结高效过滤淋巴液，防止淤
堵。重复3次。

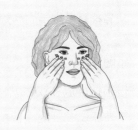

步骤 9

将食指和中指指尖放在鼻孔两侧的鼻窦处，轻轻向下按压，再放松，这个动作可以排出鼻腔中的液体。当触摸到皮下液体时，一定要克制住用力的冲动，温柔地按压。深呼吸，用鼻子吸气，用鼻子呼气（前提是鼻塞不太严重）。重复 5 次。

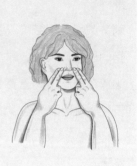

步骤 10

将手指稍微向上移动，还是放在鼻子两侧，轻轻向下按压，深呼吸，保持 10 秒，放松。重复 3 次。

步骤 11

用指腹轻轻地拍打，从鼻子两侧到颧骨，再到耳朵。重复 5 次。

步骤 12

从鼻根轻柔地滑向两颊，再到耳朵。

步骤 13

十指指尖放在双眼下，呈扇形，轻轻地向下按压，深呼吸，保持 3 秒。这里是颧骨顶端。沿颧骨顶端边缘按压至耳朵。重复 5 次。

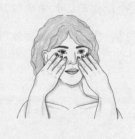

步骤 14

从颧骨顶部到太阳穴，用指尖轻轻拍打。重复 5 次。

步骤 15

用指腹沿着颞骨轻柔地画 C，颞骨位于颧骨与耳朵交汇的位置。重复 5 次，再做 1 次吞咽动作。

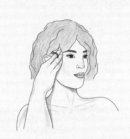

步骤 16

从眉心向上按摩至前额处。按摩这个位置对改善鼻炎和过敏很有疗效（注射肉毒杆菌也在这个位置）。重复 5 次。

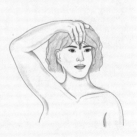

步骤 17

将中指放在眉毛中心点的内侧，轻轻地按住眉毛向上提，保持 10 秒。重复 2 次。

步骤 18

将两根手指分别放在眉毛中心点和外侧，按住上提，保持 10 秒。重复 2 次。

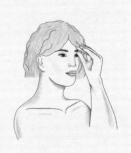

步骤 19

沿着眉毛轻柔地向耳朵方向滑动，这有助于推动液体流向耳朵顶端。重复 3 次。

步骤 20

沿着额头两侧轻柔地滑向耳朵，按摩额头
两侧发际线。重复 5 次。

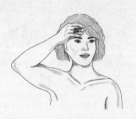

步骤 21

重复步骤 15：用 C 形手法轻按太阳穴。重复 10 次。

步骤 22

重复步骤 6：手指轻柔地从下巴滑向耳朵，从颧骨滑向耳朵，从
鼻梁滑向前额，最后再滑向耳朵。重复 3 次。

步骤 23

重复步骤 4：按摩颅骨底部的枕骨圆枕，然后从耳后轻柔地滑向
颈部下方。

步骤 24

重复步骤 3。

步骤 25

重复步骤 2。

步骤 26

重复步骤 1：刺激左右锁骨上淋巴结。

　　注意：完成该淋巴按摩后，建议大家进行面蒸、鼻腔冲洗或者用热毛巾按压脸部。

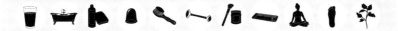

消化健康

深膈呼吸

腹部按摩

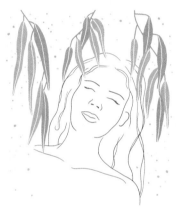

消化问题

我们摄入的食物、承担的压力以及服用的药物，让我们的胃肠道健康成为现代生活的牺牲品。保持肠道平衡有助于增强免疫力、促进食物消化，甚至还能提升皮肤状态。

腹胀和消化问题是我大多数客户最关心的问题。新客户填写健康调查表时，这个问题通常都是画钩的选项。第二章曾讨论过，肠炎在当下很普遍。劣质食品、化学制品和抗生素都是造成肠炎盛行的原因，同时生存压力也会对腹部造成不良影响。我的客户经常说："我吃的食物都是有机的，但还是经常胀气。"不过，他们也都承认自己长期压力过大，这可能就是影响消化的潜在原因。

西方文化将按摩腹部视为一种禁忌，对此我感到十分遗憾，因为腹部囊括了大部分重要器官和一部分淋巴器官。腹部是我们生长的源泉——脐带连接着肚脐，为生命提供能量。

小肠、结肠、肝脏、脾脏、胃和胆囊会在内动力的驱动下运动，这种方式我们称其为蠕动，蠕动是实现器官功能的必备条件。但这些器官会因受到压力、食物和生活方式的影响而变得迟钝。这也是很多人便秘或者排便不规律的原因。

我上大学时，由于激素变化、压力和不健康的饮食，消化系统变得非常敏感，不管吃什么都会胀气。尤其是巧克力，仿佛只要看一眼，就会胖 5 斤。我之所以成为淋巴理疗师，一部分原因就是我在按摩学校接受淋巴引流治疗后，消化问题得到了改善。不但胀气的次数减少了，脸上的痘痘也消失了。每次进行淋巴按摩后，我整个人都会变得更轻松、更有活力，精力也更充沛。

在我的整个职业生涯中，我通过腹部淋巴引流技术治疗了许多客户的慢性炎症。肝脏、胆囊、脾脏、结肠和小肠都会在排泄过程中发挥作用，只有了解人体结构，才能更好地练习淋巴按摩，促进腹部淋巴流动。这一按摩方法旨在缓解肠道紧张，促进消化，增加脂肪吸收，减少炎症，缓解压力和焦虑。

如何摆脱腹胀

30 多岁的玛克辛在她医生的推荐下找到我，她认为自己便秘和腹胀的原因是自己的工作压力过大。她知道自己短期内不会更换工作，但消化问题必须尽快解决，也知道自己的腹部堆积了太多的压力和情绪。她告诉我，高中时她经常在考试前便秘，在大型社交聚会和工作场合中也会胃痛。

　　尽管这 20 年来玛克辛一直与便秘斗争，也尝试过改变自己的饮食习惯，但都收效甚微。于是，她开始怀疑自己的消化问题与压力有关。她注意到在假期或者没什么负担的时候，她的肠胃病并不会来打扰她。每次治疗结束后，她都会给我发来一个表情——一坨快乐的大便，顺利排便让她心情大好。我教玛克辛做深膈呼吸，教她腹部按摩，这样在我们治疗的间隔，她就可以自己进行淋巴按摩。我要求她每天喝很多水，确保淋巴通道不会缺水。几个月后，她告诉我她的便秘消失了，甚至还瘦了几斤！腹胀的困扰也消失了。她现在经常练习我教给她的呼吸技巧。有了这些"工具"，她感觉自己可以更加从容地面对工作中的压力。

深膈呼吸

　　我发现，我的大多数客户都不会正确呼吸。当然，他们时时刻刻都在呼吸，但那不是真正正确的呼吸。我们大多数人习惯的浅呼吸与深膈呼吸完全不同。我在之前的章节中提到过，深膈呼吸可以帮助下半身和双腿的淋巴液回流至胸导管，最终回到心脏。腰淋巴结位于膈和骨盆之间，这些淋巴结负责过滤盆腔器官和腹壁的淋巴液。练习深呼吸的技巧时，想象胃肠道的淋巴管正在吸收脂肪、排除废物。提高消化系统的动能，只需简单几步。这个方法可以在几分钟内抚平躁动的情绪，让我们安静下来。

步骤 1

找个舒适的姿势躺下，双手放在腹部，确保肘部放松。如果空间允许，放一个枕头在腋下，这样可以很好地放松身体，放松下巴、喉咙和前额。

步骤 2

深长地吸气，让腹部向上推手掌，就像在吹气球一样，吸气时数到 5，呼气时，从 5 开始倒数，放松胃部。再次吸气，呼气时，身体放松地沉向地面。重复 5 次。

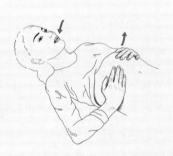

步骤 3

深吸一口气，让气体来到身体两侧，感觉胸腔两侧充满空气，呼气，放松肋骨。重复 5 次。

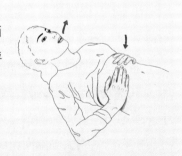

步骤 4

继续往上吸气，将呼吸一直带到胸腔，顺着呼吸将胃部提向胸骨，感受心脏和胸骨的扩张，想象第三脉轮和第四脉轮的颜色——黄色和绿色充满胸腔，缓慢地呼气，放下心中的烦恼。重复 5 次。

步骤 5

吸气到肩膀，让心脏和肺部充满空气，缓慢地呼气，身体沉向地面。重复 5 次。

步骤 6

M 形呼吸和手指技巧：呼吸时，将气体带到腹部的 9 个位置。一个位置需要 2 次完整的吸气和呼气。呼气时，手指螺旋式下压腹部，手指的力度要比之前按摩的力度大，并且垂直向下。腹部上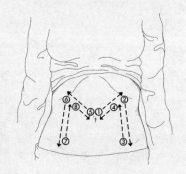的 9 个着力点连接成一个 M 形，有助于排出肠道中的废物。

①第一个着力点就在肚脐上方。深吸一口气，将气体带到肚脐，呼气时，手指螺旋式下压腹部，顺着呼吸往下用力。重复 1 次。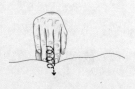

②第二个着力点在左胸腔下方（胃和脾脏位置）。吸气到这里，呼气时，手指螺旋式下压。重复 1 次。

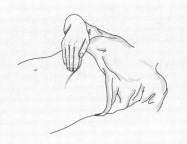
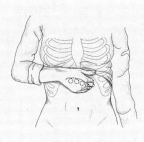

③第三个着力点在左髋前方（降结肠位置）。吸气时将手掌向上推，呼气时手指螺旋式下压。当你越来越习惯这种呼吸方式后，吸气时，可以更有力地推向手掌；呼气时，手指的压力可以更多地去向脊柱。重复1次。

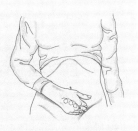

④第四个着力点又回到左胸腔下方。重复步骤2，深吸一口气，呼气时手指螺旋下压左胸腔下方的腹部。重复1次。

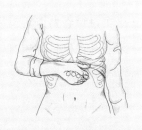

⑤第五个着力点又回到肚脐上方。重复步骤1，深长地吸气到肚脐处，呼气时，手指螺旋下压胃部。重复1次。

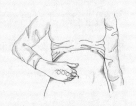

⑥第六个着力点在右胸腔下方（肝脏和胆囊位置）。深吸一口气，腹部向上推手掌；呼气时，手指螺旋下压右肋骨下方腹部。重复1次。

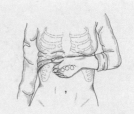

⑦第七个着力点位于右髋前方（升结肠位置）。深吸一口气，腹部尽可能地向上推手掌，呼气，手指螺旋下压。吸气时；更多地向上推手掌；呼气时，更有力地压向脊柱。重复1次。现在，你可能会感觉到自己吸气更加深长，指尖下压时，腹部更加柔软地贴向脊柱。

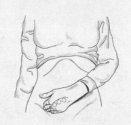

⑧第八个着力点回到右胸腔。重复步骤6，深吸一口气，呼气时手指下压右胸腔下方的腹部。重复1次。

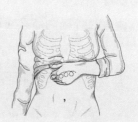

⑨第九个着力点再次回到肚脐上方。重复步骤1，把呼吸带到肚脐，呼气时，手指螺旋式下压腹部，顺着呼吸往下用力。重复1次。

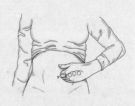

步骤 7

放松，正常地呼吸几次，放松前额的皮肤，眼球朝后脑勺的方向下沉，全身骨骼放松地沉向地面，微笑。

一开始，你很难将呼吸带到腹部以上的位置，不要泄气。当你把注意力放到这些区域，反复练习，最终你能感受到自己的呼吸就像和煦的春风拂面而来，在体内畅通无阻。

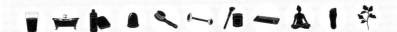

腹部按摩

我发明这个方法是为了促进胃肠道消化。多练习这个方法，可以有效减少腹部胀气及炎症，让你轻松拥有"轻 5 斤"的感觉。

腹胀可由多种因素引起，包括饮食不健康、压力、激素、疾病、月经周期、药物、维生素缺乏、食物过敏、睡眠不足和肠道微生物失衡等。减肥药和利尿剂对减轻腹胀并无益处，因为淋巴系统需要水才能循环。利尿剂会让身体脱水，从而导致组织液淤积、淋巴堵塞、淋巴液流动变缓。

谁会抚摸我们的肚子呢？几乎没有人。小时候也许我们的母亲会，长大后也许我们的爱人会，不会再有其他人。当我们胃痛或吃得太多时，我们会本能地揉搓肚子。我相信，这种本能表明腹部需要被触摸。通过淋巴按摩，可以促进肠道蠕动，

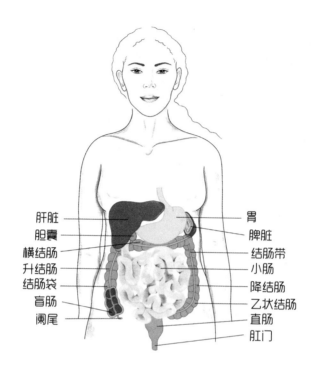

肝脏
胆囊
横结肠
升结肠
结肠袋
盲肠
阑尾

胃
脾脏
结肠带
小肠
降结肠
乙状结肠
直肠
肛门

提高营养吸收率，刺激消化液分泌（胰腺分泌胰岛素、肝脏产生消化酶、胆囊分泌胆汁），使肠道发挥最佳功能。正如我在第二章中所说，肠道淋巴占整个免疫系统的 70%，呵护肠道健康可以提高身体免疫力。

　　压力和紧张的情绪会堆积在腹部。中国的五行学说认为，每个器官都有主导的情绪：肝主愤怒；胆主易怒和犹豫不决；胃和脾主担忧；肺主悲伤；心主喜悦；肾主恐惧和创造力。从心理、身体和精神的角度看待健康，是当下大多数整合健康学说的观点。当我们把情绪引入疗愈中，就能很清晰地认识到负面情绪对身体造成的伤害。

　　我研究了各种文化中内脏按摩的技巧，并将这些概念融入这个方法中，帮助练习者平衡情绪，缓解身体不适。这个方法可以缓解便秘，减少腹胀和胃酸反流，增强免疫力。就像背部按摩一样，几个简单的淋巴按摩手法就可以缓解内脏的紧张，营造一个良好的肠道环境，帮助排出身体废物。

　　我们能给自己最好的礼物就是爱自己、接纳自己。揉肚子就是自我护理的一部分。

步骤 1

刺激左右锁骨上淋巴结，指尖下压锁骨凹陷处，向肩膀下方和外侧轻柔地画 J。重复 10 次。

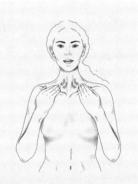

步骤 2

刺激腹股沟淋巴结：双手放在大腿内侧，用 C 形手法向上按摩至大腿根。重复 10 次，在大腿外侧重复上述动作。

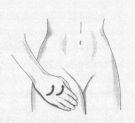

步骤3

找个舒服的姿势躺下，可以在膝盖下放一个枕头来放松腹部和背部肌肉，双手平放在腹部上。深呼吸3次，吸气时感觉腹部膨胀，呼气时感觉腹部下沉，想象自己的消化道。因为结肠形状像一个倒置的C，所以要用整只手沿着结肠的走向打圈按摩，升结肠自右髋起一直延伸到右胸腔，横结肠位于肚脐上方左右胸腔之间，降结肠从左胸腔向下延伸到左髋，结肠在肚脐下方稍微拐了个弯，下面垂直的部分就是直肠。

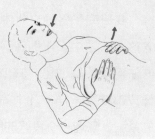
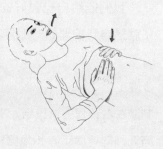

步骤4

用手掌沿着结肠的走向重复打圈：自右髋起，向上打圈，横过腹部向下，腹部打圈的力度可以稍大一点，跟我们揉面时的力度差不多。继续向下打圈至左髋，打圈按摩时，想

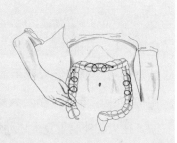

象自己是在腹部画太阳、画月亮，腹腔里有一片晴朗的天空，在月光和阳光的照射下闪闪发光。按摩时保持放松，不用复杂的手法，而是充分利用手掌和手指，像猫掌一样按揉皮肤，感受腹腔

内部的构造，跟随双手的指引，注意它们想要探索的区域，以及刻意避免的区域。放下质疑，放下急功近利的想法，将注意力放在自我关爱、自我接受上，让整个腹部变得柔软放松。通过双手，将关爱、温柔、怜悯带到腹部，将接纳和自我意识带到这里。打开腹部，释放压力。在双手的按摩下，感受皮下组织逐渐放松、逐渐温暖的过程，腹部打圈按摩至少 10 次。

步骤 5

绕着肚脐周围画小圈，至少按摩
10 次，如果愿意，也可以再多按
摩几次。在肚脐周围时可以加大按
摩的力度，因为这里是深层淋巴区
所在的位置。如果按摩时，发现有

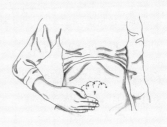

僵硬的地方，可以稍作停留，延长此处按摩的时间。

步骤 6

从腹部的四个角轻柔地滑向腹部中心（肚脐）。重复 10 次。

步骤 7

重复步骤 4：按摩结肠 5 次。

步骤 8

用手掌的外缘，从髋骨推向肚脐。

从右髋开始，这里是盲肠、髂骨、

阑尾和升结肠起点所在的位置，

也是小肠与大肠（结肠）的交接

处。如果你长期便秘，这里可能

会僵硬、有痛感。用手掌外缘从

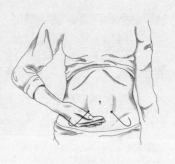

右髋推向肚脐，再从左髋推向肚脐，这里是降结肠的末端，乙状

结肠与直肠的汇合处。如果你最近便秘，那么这一侧会有痛感。

所以，推的时候要轻柔一点，不要过度拉扯皮肤，因为真的会很

疼。如果想先放松这里的皮肤，可以向下推向髋部，再向上轻柔

地按摩腹部，最后到肚脐。右髋和左髋各重复 5 次。

步骤 9

用手掌的外缘，从胸腔两侧朝肚脐

方向推动。肝脏和胆囊就位于右侧

胸腔下方，靠近升结肠弯曲成为横

结肠的位置。首先轻柔地按摩，放

松此处的皮肤，然后从左胸腔向

下、向外推至肚脐，操作手法与步

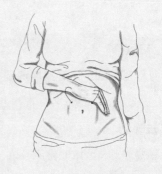

骤 8 相似。胃和脾脏就位于左胸腔下方，靠近结肠左曲，也就是

横结肠到降结肠的弯曲部分。手掌弯曲呈杯状贴于胸腔下方，向

下、向外推向肚脐，左右两边各重复 5 次。

步骤 10

重复步骤 4：按摩结肠 3 次。

步骤 11

绕着肚脐眼上提和下拉，
这个动作有助于缓解腹部
因肌肉和器官紧张而产生
的僵硬和错位。用一只手
的指尖轻轻地拉动肚脐边

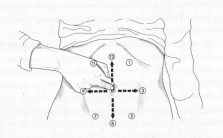

缘，用自己最舒适的那两根手指即可。首先，将手指放在肚脐正
上方，上提。如果肚脐眼是一个时钟的话，现在手指的位置就是
12 点的方向（这里对应心脏）。每个着力点至少要保持一分钟，
正常地吸气和呼气，然后移动到 3 点钟的方向（左肾）、6 点钟的
方向（膀胱和生殖器官）、9 点钟的方向（右肾）。如有需要，还
可以移动到其他方向。比如，1 点钟的方向（胃和脾脏）、5 点钟
的方向（肠道）、7 点钟的方向（肠道）、11 点钟的方向（肝脏和
胆囊）。如果时间允许，我喜欢多重复几次这个步骤。在这个按
摩方法中，我最喜欢的就是这一步，它可以有效放松整个腹部，
释放因器官周围结缔组织紧张而造成的僵硬和情绪积压。

步骤 12

重复步骤 5：打小圈按摩肚脐外围，将步骤 11 与结肠按摩相结
合。重复 5 次，深呼吸。

步骤 13

重复步骤 8 和步骤 9：用手掌外缘从髋骨推向胸腔。

步骤 14

再次按摩升结肠、横结肠和降结肠，如步骤 4 所示，需要关注的部分可以多重复几遍，在胃部周围轻柔地滑动几次，做几次深呼吸。

步骤 15

重复步骤 2：刺激腹股沟淋巴结。

步骤 16

重复步骤 1：刺激左右锁骨上淋巴结。

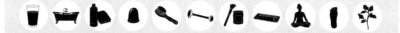

美容

让肌肤容光焕发

消除脂肪团

让腰纤细

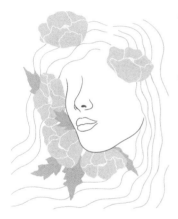

让肌肤容光焕发

作为身体最大且唯一的体外器官，皮肤的状态直接反映了身体、心理和情感的内在健康状态。皮肤是我们展现自我的外在形式，是第一印象的直接依据。事实上，我们也十分关注自己的皮肤状态。

头部和颈部的许多肌肉和淋巴结不断地接受和处理刺激物。我们用大脑去思考、说话、闻嗅、感觉、品尝和体验这个世界，我们的嘴、耳朵、鼻子和喉咙都容易受到环境毒素的伤害。如果因为磨牙或者是整天盯着屏幕而导致皮下淤堵，那么重要的营养物质和氧气就很难被带到细胞。肌肉紧张还会影响淋巴管处理废物的能力。

关注内部器官的健康，才能保证光鲜亮丽的外表。当体内毒素积聚时，皮肤就会出现问题。例如，饮酒和吸烟会导致血管扩张，液体潴留，出现浮肿和腹胀。

肠道失衡也会导致皮肤问题。肠道内有害的微生物群和炎症，加上情绪压力，会破坏皮肤的抗菌屏障。皮肤抵御细菌的能力越弱，就越有可能出现炎症和痤疮等皮肤问题。当我的客户抱怨慢性消化问题和皮肤问题时，我总是建议他们审视自己的饮食和生活方式。这也是为什么在这个淋巴按摩方法的末尾，我会建议大家结合前文提到的腹部按摩方法一起练习。每隔一天交替练习这种让肌肤容光焕发的按摩方法和腹部按摩方法，可达到最佳效果。

自我淋巴按摩对缓解湿疹也十分有效。不久前，一位受湿疹困扰一年多的客户找到我，她的脖子和耳根都出现了红疹。她一直在做针灸和热瑜伽，但湿疹还是反复出现。她告诉我，湿疹还经常出现在她的肘窝、腋窝和腹股沟，这些部位都是淋巴结集中分布的区域。我们一个月见一次面，一直持续了好几个月。这期间，我教她淋巴按摩，并建议她先停止做热瑜伽，因为高温可能会对淋巴系统造成不良影响。她每周都勤奋地进行几次淋巴按摩练习，练习瑜伽时，也不再加热。几个月后，她的湿疹消失了，肤色变得更加均匀。她对淋巴系统强大的功能感到惊讶。

在我的实践中，我看到许多癌症患者也从这个方法中受益，因为化疗通常会让皮肤失去血色。患有慢性疾病的人，他们的皮肤多带有病色，因为要与疾病搏斗、代谢掉大量药物毒素，很明显，他们的淋巴系统已经在超负荷运转。

面部淋巴液最终流入锁骨下静脉的静脉角。淋巴液的流动会将面部和颈部的废物排出，清除残留的细菌，这就是爆痘的原因。痤疮是由痤疮丙酸杆菌和激素引起，所以，在接触淋巴按摩后，我提高了身体的排毒功能，最终治愈了青春痘。这个方法也会影响我们的迷走神经，使身体进入副交感神经状态。在这个状态下，我们的身体可以最有效地进行自我修复。

这个方法的确能一石二鸟。首先，我们的皮肤会得到明显的改善；其次，刺激大脑中的淋巴系统，可以帮助清除堆积的细胞碎片——第二章中提到过，细胞碎片的堆积与认知能力下降有关。记住，我们是自己身体的守护者，用爱、积极、怜悯和接纳的心情按摩我们的脸部吧！

注意：有关皮肤护理的更多信息，请参见第五章。

步骤1

刺激左右锁骨上淋巴结，指尖下压锁骨凹陷处，向肩膀下方和外侧轻柔地画 J。重复 10 次。

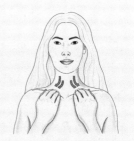

步骤2

按摩颈部，共 3 步。

①将两只手掌放在颈部最下方，向下滑向锁骨时，使皮肤得到舒缓的延展。重复 10 次。

②手掌上移，小指触摸翳风穴，五指倾斜包裹颈后侧，手掌向颈部的方向轻柔地伸展皮肤。重复 5 次。

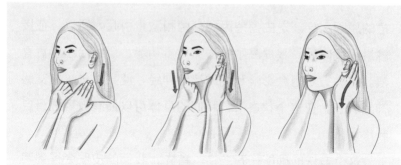

③双手从耳后侧轻柔地滑向颈部，重复 5 次，做 1 次吞咽动作。

步骤 3

用"斯波克"手法：将中指和无名指分开，将中指和食指放在翳风穴，小指和无名指放在耳前，用 C 形手法轻柔地向下向后按摩。这一步可以刺激耳前和耳后淋巴结，有节奏、放松的按摩效果更佳。重复 10 次，再吞咽 1 次。

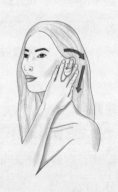

步骤 4

将五指放在颅骨底部枕骨圆枕处，指尖轻柔地触摸，沿着枕骨圆枕向颈后滑动，就像瀑布从山上一泻而下。重复 10 次。

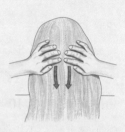

步骤 5

刺激颈部淋巴带：双手放在肩膀上，手肘指向前方，吸气；呼气时，肘部下垂，指尖放在肩膀上。重复 5 次。这个动作有助于颈后淋巴液流向锁骨上方的淋巴管。

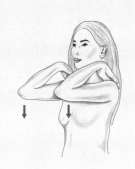

步骤 6

用指尖轻柔地从下巴滑向耳朵，从脸颊滑向耳朵，从鼻梁滑向前额正中，最后滑向耳朵，沿着眉毛滑向耳朵。重复 3 次。

步骤 7

将手指放到内眼角处，轻按 3 秒，再将手指向上移到眉头，轻按 3 秒，最后沿着眉毛向太阳穴方向按摩。重复 3 次。

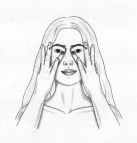

步骤 8

食指放于眼睛下，呈扇形，这里是颧骨的顶部，沿着颧骨轻轻按压至耳朵处。重复 3 次。

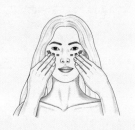

步骤 9

重复步骤 7：手指轻压内眼角，然后向上按摩至眉骨，顺着眉毛
的方向按摩至太阳穴。

步骤 10

右手大拇指放在右眼下，食指放在眉毛
上，食指轻轻提起，就像"打开"眼窝一
样，力度轻如鸿毛，双指沿着眉毛的方向
按摩至太阳穴。重复 3 次，左侧也重复
3 次。

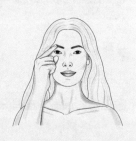

步骤 11

用指尖将眉毛轻提向发际线，再从额头滑向眉毛。这个步骤可以
抚平前额的皱纹、舒缓焦虑的心情。重复 10 次。

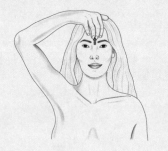
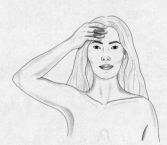

步骤 12

从眉头内侧开始，轻捏皮肤，一直到太阳穴处。重复 3 次。

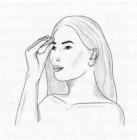

步骤 13

用指尖按摩鱼尾纹处，轻柔地画数字 8。重复 10 次。

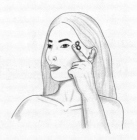

步骤 14

用指尖在太阳穴上画小 C，头痛时我们经常会按摩这里。如果还不熟悉太阳穴的位置，张开嘴，再闭上，前额两侧肌肉移动的地方就是太阳穴。如果磨牙或患有颞下颌关节功能障碍，那么按摩此处益处良多，但一定要温柔轻抚。重复 10 次，再吞咽 1 次。

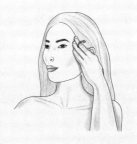

步骤 15

用指尖画波浪式地按摩，从太阳穴到耳朵，再到耳后，最后到颈部锁骨处。每次手指按摩至颈部时吞咽 1 次。这个步骤有助于排出面部的淋巴液。重复 3 次。

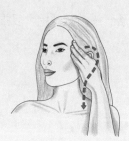

步骤 16

像洗头一样用指尖按摩头皮，按摩整个头部，从后脑向下至颈后部。我建议按摩头皮大约 30 秒，这有助于刺激大脑中的淋巴系统。

步骤 17

将食指和中指指尖放在鼻孔两侧的鼻窦处，轻轻向下按压，再放松，这有助于排出鼻腔中的液体。触摸到皮下液体时，一定要轻柔，克制住想要用力的冲动。重复 5 次。

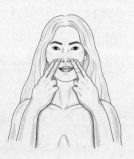

步骤 18

用指腹轻轻地从鼻子两侧拍打到颧骨，再到耳朵。重复 5 次。然后，手指从鼻子轻柔地滑向耳朵。

步骤 19

从颧骨开始，手指轻捏脸颊直到耳朵。重复 5 次。

步骤 20

用指尖画倒 C，从下巴开始，沿着下颌线
按摩至双耳。重复 3 次。

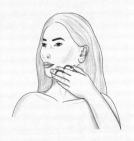

步骤 21

重复步骤 6：用指尖轻柔地从下巴滑向耳
朵，从脸颊滑向耳朵，从额头滑向耳朵。重复 3 次。

步骤 22

重复步骤 15：用指尖波浪式地按摩，从太阳穴到耳朵，再到耳
后，最后到颈部锁骨处。

步骤 23

重复步骤 3。

步骤 24

用指尖按摩唇周，从唇角开始，轻柔地朝
着耳朵的方向画倒 C。

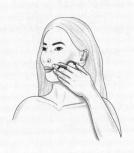

步骤 25

用右手拇指和食指，轻捏右边嘴唇的上方
和下方，从唇中到唇角，上下各 1 次。重
复 3 次，左侧同样重复 3 次。

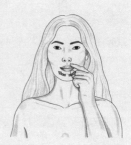

步骤 26

重复步骤 20，但这次是用掌根从下巴沿着下颌线按摩至耳朵，
重复 3 次。

步骤 27

重复步骤 6：用指尖轻柔地从下巴滑向耳朵，从脸颊滑向耳朵，
从前额滑向耳朵，再滑向锁骨。重复 3 次。

步骤 28

重复步骤 4：按摩颅骨底部的枕骨圆枕，从耳后轻柔地滑向颈部。

步骤 29

重复步骤 3。

步骤 30

重复步骤 2。

步骤 31

重复步骤 5：刺激颈部淋巴带。

步骤 32

重复步骤 1：刺激左右锁骨上淋巴结，重复 3 次。

步骤 33

用力揉搓手掌，将搓热的双手盖住双眼，深呼吸，双手保持 10 秒。松开双手时，掌根按压颧骨。

步骤 34

如果你长期长痤疮或经常皮肤发炎，我建议加上前文的腹部按摩步骤，解决可能影响皮肤的肠道问题。

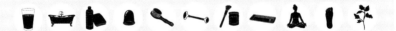

消除脂肪团

脂肪团是指脂肪细胞被皮下结缔组织包裹成团状。皮肤下的结缔组织纤维分解，毒素积聚，局部皮肤失去弹性，从而产生充满脂肪的团状物。这些脂肪聚集在一起就成了脂肪沉积物，它们变硬并黏附在结缔组织或筋膜上，最终导致脂肪堆积、循环不良和皮肤纹理变化。当皮下结缔组织和脂肪层之间的关系受损时，皮肤就会出现令人讨厌的凹陷和凸起。

脂肪团通常位于臀部、腹部、大腿或手臂。脂肪团可分为3个等级：

一级轻度：触摸时没有痛感，俗称橘皮样组织，皮肤松弛缺乏弹性，用指尖按压时皮肤表面会出现凹陷。这一类脂肪团很容易通过按摩消除。

二级中度：这种程度的脂肪团已经出现液体潴留（水肿）、结缔组织黏附在皮肤上，循环不足导致脂肪沉积于皮肤下组织，用指尖按压，皮肤凹陷更深，触摸时可能会有痛感。

三级重度：顽固性脂肪团摸上去手感较硬，有痛感，看上去像是凹凸不平的床垫，皮下液体流动受到严重阻碍。如果脂肪团开始纤维化，则需要更长的时间才能消除。

无论胖瘦如何，无论体重变化如何，脂肪团都有可能出现。激素波动、怀孕、遗传因素或压力都可能是脂肪团形成的原因，当然还有消化不良。另外，压力会导致皮下结缔组织和肌肉收紧，阻碍循环与排毒。脂肪团的数量会因为个人饮食和运动习惯的变化而变化。但如果患有脂肪水肿这种疾病，即便改变饮食或者加强运动也收效甚微。脂肪水肿通常被认为与遗传有关，因为它通常在一个家族中频繁出现。这种疾病很容易被医生忽视，患者不易确诊，对病症的了解也不充分。在淋巴水肿治疗领域，有专门针对脂肪水肿的治疗方法。如果你恰好是脂肪水肿患者，请参阅本书后文相关信息，并且建议你联系专门治疗脂肪水肿的淋巴理疗师进行治疗。

　　皮肤松弛、有橘皮样组织、体重增长过快，都是淋巴循环不畅的表现。坚持练习以下方法，可以逐步消除脂肪团，恢复健康的微循环，改善静脉循环和淋巴循环。但这不是立竿见影的方法，需要时间的沉淀。对许多人来说，长脂肪团是令人沮丧的事情。但事实上，80%~90% 的女性会或多或少都有一些脂肪团。淋巴按摩可以有效减少脂肪团的出现，还能促进该区域的淋巴循环。

　　因为脂肪储存在组织和淋巴系统中，对脂肪团所在区域进行淋巴按摩，可以加快该区域毒素排出，改善肤色。除淋巴按摩外，还可以每天进行干刷，定期进行淋巴拔罐。减少乳制品和麸质的摄入量，增加水和蔬菜的摄入量，定期锻炼等，都有助于身体排毒。有针对性的等长力量训练尤其有益，特别是在腹部、腿部和臀部周围。等长力量训练可以收紧肌肉，消耗更多的氧气并燃烧脂肪。此外，我还喜欢使用含有咖啡碱的磨砂膏和油脂——咖啡碱可以使脂肪细胞暂时脱水，脂肪团看上去就不那么明显了，但这种浅层的皮肤效应只能维持几个小时。

　　这一套按摩方法首先清理淋巴结和淋巴通道堆积的毒素，加快身体排毒，然后再着重解决顽固的脂肪组织，通过手指按压消除局部脂肪和淤堵。为了取得更好的效果，可将该方法与本书中关于四肢疼痛的内容中针对腿部的方法相结合。

　　注意：按摩时，可以涂抹按摩油，含有咖啡碱或亚麻籽的按摩油最佳。

步骤 1

找个舒服的姿势坐下，先做几次腹式呼吸，腹式呼吸可以加快淋巴液的吸收和运输。双手放在腹部，吸气到腹部，像在吹气球一样扩展腹部；呼气时，放松腹部。重复 10 次。

步骤 2

一只手放在腹部，另一只手放在心脏的位置。将注意力放到胸导管，胸导管从腹部一直延伸到心脏。吸气时，想象肚脐的位置长出了一棵树，树干从肚脐向上生长，枝干延伸到了肺部和心脏。呼气时，想象树叶在风中摇摆。重复 10 次。

步骤 3

刺激腹股沟淋巴结：双手同时按摩，将手放在大腿内侧，向上按摩至大腿根部。重复 10 次，在大腿外侧重复同样的动作。

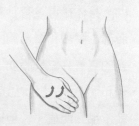

步骤 4

左右腿各抬起 6 次，这样可以刺激腹股沟淋巴结。

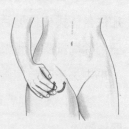

步骤 5

按摩大腿，可以一次按摩一条腿，也可以双腿同时按摩。

①大腿外侧：从膝盖外侧朝大腿外侧腹股沟淋巴结方向重复画 C 按摩。重复 10 次。

②大腿中部：从膝盖正中到大腿中部朝腹股沟淋巴结方向重复画 C 按摩。重复 10 次。

③大腿内侧：从膝盖内侧向上重复画 C 按摩直至大腿根部。重复 10 次。

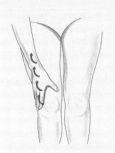 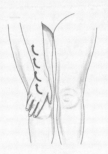 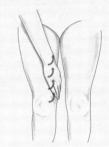

④大腿后侧：屈腿，双手握住大腿，大拇指朝上，其余四指沿着腘绳肌向上按摩，将大腿后侧淋巴液推至大腿前侧，最后进入腹股沟淋巴结。重复 10 次，按压腹股沟淋巴结 3 次。

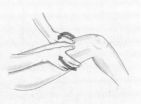

步骤 6

在另一条大腿上部重复步骤 5。

步骤 7

按摩膝盖，共 3 步：

①手掌放在腘窝，上压腘窝后放松，这里也有淋巴结。重复10 次。

②双手放在膝盖两侧，手指轻轻抓住膝盖两侧的皮肤，向上画C。重复 10 次。

③手掌放在膝盖上，上提膝盖。重复 10 次。

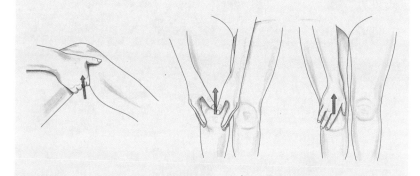

步骤 8

在另一个膝盖上重复步骤 7。

完成这些步骤后，这一区域的淋巴液得以疏通。然后，我们使用专门帮助减少脂肪团的手法按摩。针对脂肪团的按摩手法会比一般的淋巴按摩力度更重，因为受力点是在脂肪层。

步骤 9

找到一处脂肪团，抹上少许按摩油。接下来，用指尖捏一小块皮肤，用比淋巴按摩更大的力度，捏住皮肤朝腹股沟淋巴结的方向捏拿推进。这也是碎脂机的原理——上提、捏拿推进。重复 10 次。再找一处邻近的脂肪团，重复上述步骤。

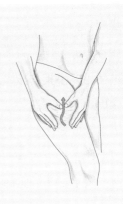

步骤 10

用指关节按摩：手握拳，放在脂肪团上，用指关节在皮肤上滚动，朝着腹股沟淋巴结的方向画 C。重复 10 次。

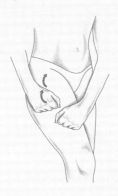

步骤 11

手在大腿面上画 3 条直线，沿着每条直线按摩 10 次，就像揉面团一样。女性的脂肪团是垂直排列的，要直线按摩至腹股沟淋巴结。

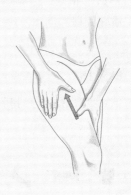

步骤 12

手指螺旋按压：将拇指或其他手指放在脂肪团上，手指的按摩主要是舒展皮肤，就像展平一张皱巴的纸张一样，手法短促有力。这时可能会有更强烈的痛感，因为针对脂肪堆积的手法力度会比其他方法用到的力度大。注意皮肤的状态和颜色，不要力度过大，造成淤青，因为按摩可以将更多血液带到这一区域，所以这里的皮肤颜色可能会有短暂的变化。如果颜色变化的情况持续出现，就要放缓按摩或者暂停按摩。

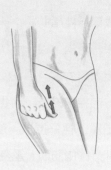

步骤 13

重复步骤 5：按摩大腿，在另一条大腿上部重复上述步骤。

步骤 14

重复步骤 7：按摩膝盖下方，再按摩膝盖上方，在另一个膝盖上重复同样的动作，按摩膝盖两侧至大腿。

步骤 15

重复步骤 3：刺激腹股沟淋巴结。

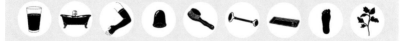

让腰纤细

我喜欢把细腰的秘诀称为"三拳出击"：控制饮食、按摩和锻炼。我们在第一章和第二章中讲过，淋巴系统有助于维持体内液体平衡、吸收肠道多余脂肪，所以淋巴按摩有纤体瘦腰的作用。想要减重，首先要做一些有助于加快淋巴循环的运动，本书中附有此类运动的列表。同时，多喝水，促进细胞碎片的代谢。书中附有食物清单，包括对减重有益的食物和减重期应避开的食物。

最后，建议大家定期按摩腹部，每周 3~4 次。增加内脏的蠕动有助于排出身体积聚的废物，减少脂肪团，保持正常排便。这就是淋巴瘦腰法，还能保证不反弹。

仍建议你与本书中的腹部按摩方法一起练习。

关注我们的内在

缓解焦虑

补充能量、清醒大脑

缓解宿醉

打开心肺

睡个好觉

缓解焦虑

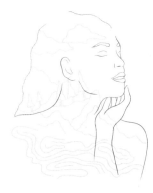

我们当中的许多人，或多或少都会出现焦虑情绪。现实世界充斥着各种突发状况和压力来源，创造生产力和获取成就成为评价个体的标准，所以，很多人总是担心自己做得不够好。研究表明，一周 7 天、一天 24 小时不间断的新闻媒体，加之新兴的社交媒体，对大众心理健康产生了很大影响。

在实践中，我看到过各种各样因为焦虑出现身体问题的人。我鼓励大家关注造成自身焦虑的内在和外在因素。什么样的事情会给你带来不必要的压力和担忧？花一点时间对自己承受的压力进行诚实的自我评估，将有助于减轻焦虑，提升自我疗愈的效果。我还建议大家尝试学习冥想技巧，因为冥想是一种行之有效的平复情绪的方法。

焦虑之所以会在生理上对人体产生极大的影响，是因为当我们处于压力之下时，我们的呼吸会发生巨大的变化。当我们感到紧张或不舒服时，我们往往会屏住呼吸或采用浅呼吸。在我们还没有意识到压力时，紧张的情绪已经侵入我们的肩膀，或者造成胸部、胸腔和膈紧绷，进而影响肺部和消化功能。更有甚者，压力会造成暂时性的失语症，仿佛喉咙已经闭合，这会让人陷入更加焦虑的恶性循环。呼吸是推动淋巴流动的重要动力，这个按摩方法中也包括腹式呼吸法，可以帮你打开胸腔的呼吸通路，并将更多的氧气带入肺部。

第三脉轮——太阳轮（主导自尊和个人力量的脉轮）就在胸腺这个区域，胸腺产生抵抗疾病的 T 淋巴细胞，同时 T 淋巴细胞也会在胸腺中成熟，胸腺在抵抗疾病中将发挥重要作用。这个方法有助于刺激淋巴循环，疏通淋巴堵塞，缓解焦虑，安抚中枢神经系统，让我们抛开纷繁的思绪，开始关注自己的内心！

步骤 1

找个舒服的姿势坐下，刺激左右锁骨上淋巴结，指尖下压锁骨凹陷处，向肩膀下方和外侧轻柔地画 J。重复 10 次。

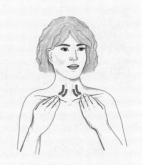

步骤 2

刺激腋窝淋巴结，共分为 3 步。

①将手放在腋窝，食指轻放在极泉穴（腋窝的凹槽），指尖上压。重复 10 次。

②将手移至侧胸，这里长有乳腺组织，是需要淋巴引流的地方，用手掌从侧胸往腋窝画 C。重复 10 次。

③上举手臂，将手放在腋窝，从上往下按摩 10 次，放松手臂。

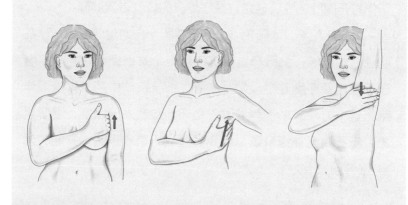

步骤 3

在另一侧腋窝重复步骤 2。

步骤 4

刺激颈部淋巴带：双手放在肩膀上，手肘指向前方，吸气，呼气时肘部下垂，指尖放在肩膀上。重复 5 次。这个动作有助于颈后淋巴液流向锁骨上方的淋巴管，也可以放松斜方肌——斜方肌会因为焦虑而变得紧绷。

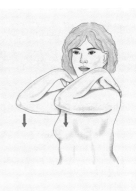

步骤 5

将右手手掌放在左胸上，指尖朝向腋窝，手指朝着左腋窝的方向轻柔地画 C。重复 5 次。

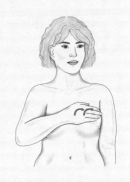

步骤 6

在右胸重复步骤 5。

步骤 7

将手掌放在胸部中央，胸骨上方，用手掌画倒 C，就像在心脏和肺上画彩虹一样，深长、缓慢地吸气，吸气时从 1 数到 3，呼气时从 3 数到 1。每次吸气时，感觉胸部推向手掌，呼气时，让胸部放松下沉。至少重复 3 次，也可以根据自己的需求多做几次。

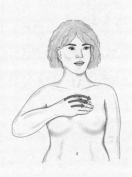

步骤 8

将双手指尖放在胸骨两侧。这里的胸骨凹陷处靠近肋间肌肉，有助于呼吸。轻柔地按压、放松 10 次。这个动作的着力点在液体层，所以，请克制住用力按压的冲动。

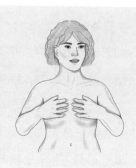

步骤 9

重复步骤 7：将手掌放在胸部中央，胸骨上方，用手掌在胸部上画彩虹，做 5 次深呼吸。注意按摩时前后晃动身体，这种运动模仿了淋巴引流波动式的节奏，可以很好地放松身心。重复 5 次。

步骤 10

重复步骤 5 和步骤 6：从两边乳房朝各自腋下方向画 C 按摩。

步骤 11

腹式呼吸：双手放在腹部，吸气到腹部。吸气时，像吹气球一样扩张腹部；呼气时，放松腹部。重复 5 次。腹式呼吸可以帮助推动下半身的淋巴流动，并让副交感神经发挥作用，促进消化且有助于休息，让人体进入自我修复的状态。

步骤 12

一只手放在腹部，另一只手放在心脏上，想象能量光环从腹部滚向心脏。吸气时，想象肚脐下方的第二脉轮，将呼吸带到第三脉轮，想象光芒万丈的太阳。当呼吸到达第四脉轮——心脏时，想象胸腔充满明亮的绿色。呼气时，放松腹部，重复 3 次。这是淋巴液回流至胸导管并最终进入血液循环的路径。如有需要，我们可以随时随地练习腹式呼吸，腹式呼吸可以人们帮助缓解焦虑，平复身心。

步骤 13

一只手放在心脏，另一只手放在腹部，深吸气时，在心脏上画 C。呼气时，发出"哼"的声音，这种声音有助于平衡身体从肚脐下方到心脏的能量中心。重复 5 次。

步骤 14

用指尖轻轻敲打胸骨，想象敲打的声音进入细胞。心脏上方的胸腺是孕育 T 淋巴细胞的地方。胸腺储存尚未成熟的白细胞，并随时准备将这些白细胞转变为活跃的 T 淋巴细胞。当人体受到感染或病毒侵袭时，会立即产生免疫反应，T 淋巴细胞就是"人体卫士"。当轻拍胸骨时，想象胸腺的种种好处。

步骤 15

重复步骤 2 和步骤 3：刺激腋窝淋巴结 3 次。

步骤 16

重复步骤 4：刺激颈部淋巴带。

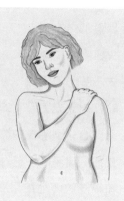

步骤 17

放松，伸展颈部。眼睛看向前方，右耳向
右倾斜找右肩，保持 3 个呼吸的时间。在
左侧重复相同的动作。

步骤 18

顺时针转头 3 次，再逆时针转头 3 次。如果你容易头晕或眩晕，
请跳过此步骤。

步骤 19

耸肩，双肩尽可能地靠近双耳，保持 3 秒钟，吸气、呼气，放松
肩膀。重复 3 次。

步骤 20

手掌从脸颊轻柔地滑向耳朵，从下巴滑向耳朵，从鼻梁滑向前
额，再从前额滑向耳朵。重复 3 次。

步骤 21

用指尖按摩头皮，就像在洗头一样，坚持唱完一首生日歌的
时长。

步骤 22

将指尖放在颅骨底部枕骨圆枕处，指尖
轻触，沿着枕骨圆枕轻轻地滑向颈部，
就像瀑布从山上一泻而下。重复 10 次。

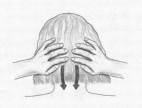

步骤 23

十指从颈部前方轻轻地滑向左右锁骨上淋巴结，重复 5 次，做 2
次吞咽的动作。

步骤 24

用力揉搓手掌，将搓热的双手盖住双眼，双手停留几秒，深呼
吸，想象紫色的光束从头顶射向脚趾，放松前额、眼睛、脸颊和
喉咙，当睁开眼睛时，双手掌根沿着颧骨按压至耳朵。

步骤 25

重复步骤 4：刺激颈部淋巴带。

步骤 26

重复步骤 2 和步骤 3：刺激腋窝淋巴结 3 次。

步骤 27

重复步骤 1：刺激左右锁骨上淋巴结。

步骤 28

做 2 次吞咽的动作。双手放在膝盖上，微笑，感知自己的身体。

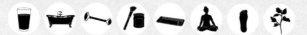

补充能量、清醒大脑

补充能量

当我的客户第一次接触淋巴按摩时，我总会让他们感知自己的能量，并让他们从 1 到 10 给自己的能量水平进行打分。大部分人的评分都低于 5，他们感到筋疲力尽、精神不济。有些人觉得太累就不锻炼了，甚至想不起锻炼，尽管他们知道锻炼能帮他们补充能量。

什么是能量，我们如何感知能量？当你充满能量时，你能感知到能量吗？还是只有缺乏能量时才能感受到？我可以很肯定地说，当我们按摩淋巴时，我们可以很明显地感受到能量改变。我的许多客户都告诉我，他们感觉"更轻松"和"更清晰"了，疼痛也随之减轻。有的人则感觉大不相同，他们会经历一种类似断食排毒到第三天的感觉——有点头晕、十分疲倦。淋巴按摩可以促使毒素排出，当沉积的毒素开始从组织中排出时，头晕、疲倦等都是很正常的感觉。

下面是一组简短的按摩方法，旨在打通积压的能量，加快淋巴流动。如果你对针灸有所了解，你就可能知道中医理论是基于气的理论，气是一种生命能量，会流经身体的某些经络。针灸针插入不同的穴位，释放淤堵的气血，和淋巴按摩排出组织间堆积的毒素是一个道理。这一过程可以疏通淤积在身体各处的能量，清除多余的身体黏液和细胞碎片，让人神清气爽、精力充沛。

调度身体能量最快速的方法是刺激淋巴结分布密集的区域，比如，颈部、腋窝、胸腺、腹部和腹股沟等，加快淋巴液的过滤速度。这个方法结合了气功（类似太极，动作缓慢，集中精神，强调呼吸）和瑜伽的一些动作，以激活分布在主要关节处的淋巴结，从而加快毒素排出速度，补充身体能量，保持头脑清晰。

清醒大脑

你是否经历过这样的尴尬，明明在日程上标注了某个重要会议或电话的时间，结果却忘得一干二净，还会忘记某次对话的细节，钥匙放错地方，等等。这种情况往往就是脑雾的表现，那脑雾是什么呢？脑雾是大脑难以形成清晰思维和记忆的现象，在昼夜节律中因过度疲劳而产生的感觉。脑雾会影响我们生活中大大小小的方面，让我们不能做出理智的判断、选择正确的道路。

造成脑雾的原因多种多样，很难诊断出确切的原因。饮食不健康、睡眠不足、服用药物、激素失衡或心理问题等都可能成为诱因。如果你是生育后总是忘事儿的妈妈，化疗后记忆力不好的患者，睡眠不足、精神不济、事情太多进而丢三落四的人，或者感染新冠病毒后记忆衰退的人，练习这套方法就再合适不过了。

　　我在第二章中讲到过，大脑中的细胞碎屑和废物可以通过胶质淋巴管排出，而这套方法有助于刺激和疏通淋巴管，让我们保持清晰的思维，同时保证能量充沛。这套方法主要关注头部、颈部、下巴和呼吸，练习时可产生促进淋巴液流动的动力波，帮助释放脸部的紧张感，加快液体吸收和循环。

步骤 1

找一个舒服的坐姿或站姿，刺激左右锁骨上淋巴结，指尖下压锁骨凹陷处，向肩膀下方和外侧轻柔地画 J。重复 10 次。

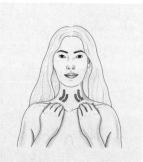

步骤 2

练习颈部按摩，该按摩有 3 个步骤。

① 将两只手掌放在颈部最下方，向下滑向锁骨，使皮肤得到舒缓的延展。重复10 次。

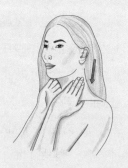

②手掌上移，小指触摸翳风穴，五指倾斜，包裹颈后侧，手掌向颈部方向轻柔地伸展皮肤。重复 5 次。

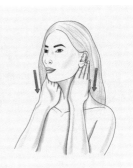

③双手从耳后侧轻柔地滑向颈部。重复 5 次，并做 1 次吞咽动作。

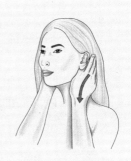

步骤 3

用"斯波克"手法：中指和无名指分开，将中指和食指放在翳风穴，小指和无名指放在耳前，用 C 形手法轻柔地向后向下按摩。这样可以刺激耳前和耳后淋巴结，有节奏、放松的按摩效果更佳。重复 10 次，再做 1 次吞咽动作。

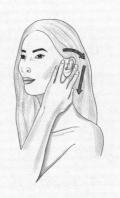

步骤 4

双手轻柔地从下巴滑向耳朵，从脸颊滑向耳朵，从额头滑向耳朵。

步骤 5

将五指放在颅骨底部枕骨圆枕处，指尖轻柔地触摸，沿着枕骨圆枕向颈后滑动，就像瀑布从山上一泻而下。重复 10 次。

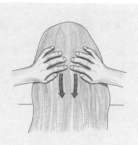

步骤 6

像洗头一样用指尖按摩头皮、整个头部，从后脑向下至颈后部，这样可以刺激大脑中的胶质淋巴系统。

步骤 7

刺激颈部淋巴带：双手放在肩膀上，手肘指向前方，吸气，呼气时肘部下垂，指尖放在肩膀上。重复 5 次。这个动作有助于颈后淋巴液流向锁骨上方的淋巴管。

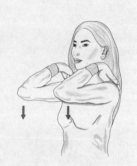

步骤 8

刺激腋淋巴结：将手放在腋窝处，食指在腋窝凹槽内，指尖上压。重复 10 次。

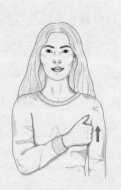

步骤 9

在另一侧腋窝重复步骤 8。

步骤 10

敲打胸腺：将一只手放在胸口处，用指尖轻敲胸骨上的胸腺区域，乳房部分淋巴液会流入该区域的乳腺淋巴结群，这里也是 T 淋巴细胞成熟的地方。重复 10 次。

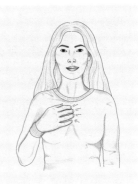

步骤 11

腹式呼吸：双手放在腹部，吸气时，腹部像气球一样扩张，推向手掌；呼气时，放松腹部。重复 5 次，这样可以加快下半身的淋巴液流向乳糜池和胸导管。

步骤 12

刺激腹股沟淋巴结：将右手放在右大腿内侧腹股沟处，这是腹股沟淋巴结的位置，抬腿 6 次，向腹股沟的方向滑至大腿根部。重复 5 次。

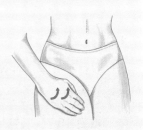

步骤 13

在另一条大腿上重复步骤 12。

步骤 14

如果之前是坐姿，那么现在站起来，伸展颈部，右耳靠向右肩，吸气，呼气，保持 10 秒。在左侧做同一动作。重复 2 次，这是一个放松喉轮的简便方法。

步骤 15

按照顺时针的方向缓慢地转动颈部 5 次，再逆时针转动 5 次。如果容易眩晕，请跳过此步骤。

步骤 16

耸肩：双肩耸向耳朵，吸气，屏息三秒，然后呼气，放松肩膀，重复 5 次。

步骤 17

转动身体：双手放在双肩上，吸气时，双手保持放在双肩上，朝左右两边转动身体。重复 10 次。转动时，能量可以流过心脏和太阳神经丛脉轮（太阳轮）。

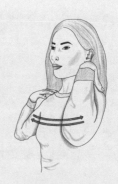

步骤 18

微屈膝，双肘在胸前合拢，如果双肘不能
触碰在一起，稍微分开也可以。保持肘部
弯曲，吸气，抬头看向上方，双肘打开，
臀部向后推出。呼气，将肘部、臀部收
回，眼睛向下看向肘部，逐渐加快速度。
（这个动作类似瑜伽中的猫式，只不过是
站着的猫式）快速重复 20 次。这个动作
可以活动盆底，唤醒海底轮。

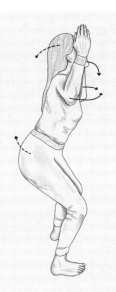

步骤 19

完全放松双臂，朝左右两边转动身体，手
臂随着身体前后摆动，触摸臀部和腰部。
重复 20 次。

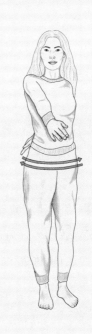

步骤 20

双手放在臀部上，按顺时针和逆时针的方
向分别转动臀部 10 次。

步骤 21

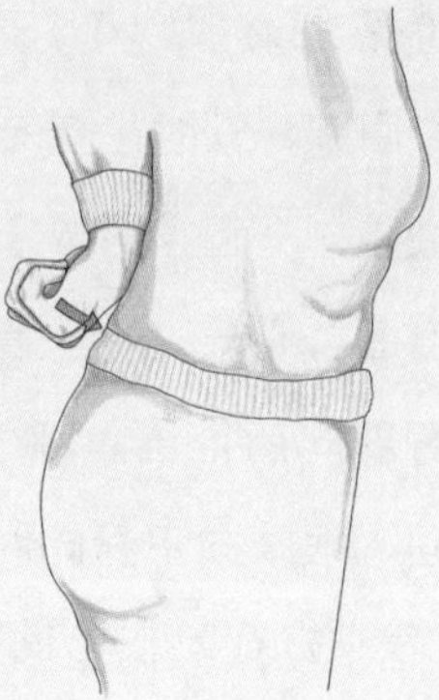

弯曲膝盖，双手握拳（无须握得太紧），
用手背轻拍下背部肾脏的位置。这样可以
刺激肾脏，唤醒肾上腺。重复 20 次。

步骤 22

双手放在膝盖上，按照顺时针和逆时针的
方向分别按摩膝盖 10 圈。

步骤 23

站直，双手从两侧举过头顶，抬头看向上方，收集能量和生命
力，掌心合十，然后双手在胸前合十，也就是瑜伽中的祈祷式。
重复 5 次。

步骤 24

用力揉搓手掌，将搓热的手掌放在眼睛上，深呼吸，松开双手
时，掌根按压颧骨。

步骤 25

微笑，深吸气，呼气时，微笑着说"哈"，像大笑一样。至少重
复 5 次，这样做可以激活内脏器官，可以多做几遍。

注意：时间紧迫时，我通常只做这个按摩方法中的部分动作，可以跳过淋巴引流的部分。但如果时间充裕，完成整套动作后，你会惊奇地发现自己充满能量、思路清晰。

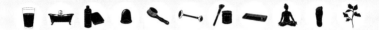

缓解宿醉

宿醉时常有。坊间有很多关于缓解宿醉的文章和偏方。自我淋巴按摩能加速排毒过程，毕竟，淋巴系统的工作就是清除组织中的毒素从而缓解宿醉。

记住，排毒是消除宿醉的根本。很多缓解宿醉的方法，其核心就是出汗，这是因为出汗有助于排出体内毒素，加快血液循环。

人体摄入过量的酒精时，会影响胃的杀菌功能，有害细菌就可能会进入小肠上端。从淋巴的角度讲，过量的酒精会破坏消化酶和黏液细胞——黏液细胞可以保护胃壁不受酸性物质侵蚀，从而减少炎症的发生。所以，喝太多葡萄酒或马提尼后，容易导致胃胀气。

我也有多次宿醉的经历，每次我都会用到这个按摩方法，确实有效。这个方法融合了耳痛按摩方法和头痛按摩方法，再加上一个简短的腹部按摩，旨在缓解宿醉造成的头痛、炎症，让身体恢复轻松活力的状态。练习之后一定要多喝水，再用爱普生盐浴排毒效果更佳、恢复更快。

　　有时，我会在饮酒之后或者睡前练习这个方法。如果已经醉得不省人事，也不要烦恼，第二天再练也无妨。肝脏是解酒的主要器官，如果长期饮酒，肝脏很可能出现炎症，因此笔者建议大家练习腹部按摩方法，并花些时间先激活肝脏，释放堆积的毒素。

步骤 1

刺激左右锁骨上淋巴结，指尖下压锁骨凹陷处，向肩膀下方和外侧轻柔地画 J。重复 10 次。

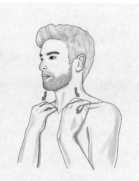

步骤 2

颈部按摩，共分为 3 步。

① 将两只手掌放在颈部最下方，向下滑向锁骨，使皮肤得到舒缓的伸展。重复 10 次。

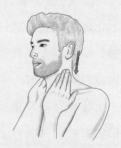

②手掌上移，小指触摸翳风穴，五指倾斜，包裹颈后侧，手掌向颈部方向轻柔地伸展皮肤。重复 5 次。

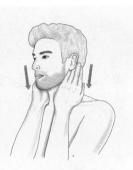

③双手从耳后侧轻柔地滑向颈部，重复 5 次，做 1 次吞咽动作。

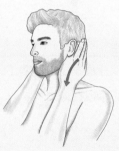

步骤 3

用"斯波克"手法：中指和无名指分开，将中指和食指放在翳风穴，将小指和无名指放在耳前，用 C 形手法轻柔地向后向下按摩。这一步可以刺激耳前和耳后淋巴结，有节奏、放松的按摩效果更佳。重复10 次，再吞咽 1 次。

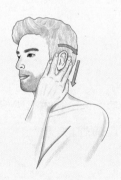

步骤 4

将五指放在颅骨底部枕骨圆枕处。指尖轻柔地触摸，沿着枕骨圆枕向颈后滑动，就像瀑布从山上一泻而下。重复 10 次。

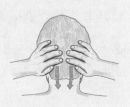

步骤 5

刺激颈部淋巴带：双手放在肩膀上，手肘指向前方，吸气，呼气时肘部下垂，指尖放在肩膀上。重复 5 次。这个动作有助于颈后淋巴液流向锁骨上方的淋巴管。

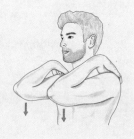

步骤 6

用手指轻柔地从下巴滑向耳朵，脸颊滑向耳朵，鼻梁滑向前额再滑向耳朵。重复 3 次。

步骤 7

像洗头一样用指尖按摩头皮、整个头部，从后脑向下至颈后部，这有助于刺激大脑中的淋巴系统。

步骤 8

在头皮上画彩虹，共分为 3 步。

①将右手放在头顶正中心，用掌根沿着右
侧头皮画彩虹，将液体移至颈部后侧，右
手掌停至右耳处即可。重复 5 次，左侧再
重复 5 次。

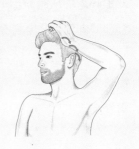

②再将右手放在头顶下方靠近耳朵的位
置，右掌根向下画彩虹，停至颈后侧。重
复 5 次，左侧再重复 5 次。

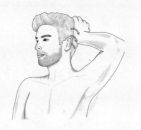

③双手放在头顶，掌根靠近枕骨圆枕，用
掌根向颈后侧画 C。重复 5 次。

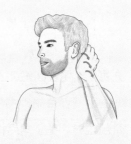

步骤 9

将双手放在耳后，小指触碰翳风穴，用双手掌根向下轻柔地画
C，重复 10 次。

步骤 10

重复步骤 3。

步骤 11

双手轻柔地从额头正中滑向耳朵，沿着发际线滑向耳朵，再沿着
颈部滑向锁骨。重复 3 次。

步骤 12

重复步骤 1：刺激左右锁骨上淋巴结，做 1 次吞咽动作。

步骤 13

拉耳，共分为 3 步。

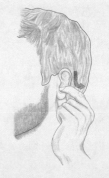

①用右手食指和拇指，捏耳垂上方的软
骨，轻柔地朝外朝下拉向耳后方，保持
10 秒，深呼吸，松开耳朵，张开和闭上
嘴巴 2 次，吞咽 1 次。

②将食指和拇指上移，轻柔地朝外朝下拉
向耳后方，保持 10 秒，然后深呼吸，松
开耳朵，张嘴闭嘴 3 次，吞咽 1 次。

③右手沿着耳软骨捏住不同的位置，一直到耳朵最上方，捏住一
个部位时，重复向后拉耳的动作，并保持 10 秒钟。（按摩前，请
先取下耳饰。）

步骤 14

左耳重复步骤 13。

步骤 15

重复步骤 8：在头皮上画彩虹。

步骤 16

手指轻柔地从额头正中滑向耳朵，从眉毛滑向耳朵，从下巴滑向耳朵，再从耳朵滑向颈部，再从头部两侧滑向颈后。

步骤 17

重复步骤 5：刺激颈部淋巴带。

步骤 18

重复步骤 1：刺激左右锁骨上淋巴结，吞咽 1 次。

步骤 19

腹部按摩，有助于排出肝脏毒素，缓解腹部堆积的紧张。用一只手掌，沿着结肠重复打圈按摩：从右侧向上，穿过腹部，从左侧向下，从肚脐下方朝左髋的方向打圈，保持简单放松的手法。打圈时充分利用手掌和手指，至少重复 10 次。

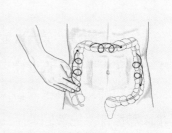

步骤 20

在肚脐周围画小圈按摩，按摩这
里时可以加强力度，因为肚脐周
围是腹部深层淋巴系统所在的位
置，如果有紧张的地方，可以多
按摩一会儿。

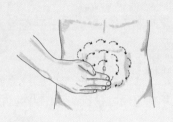

步骤 21

重复步骤 19：按摩腹部，让腹部像被撸的猫咪一样自在放松。
紧张的地方可以多按摩一会儿。

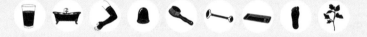

打开心肺

　　人体的肺是完美的锥形器官，位于心脏两侧。它连接气
管，从锁骨下方一直延伸到第 6 根肋骨，支气管和肺淋巴结
接收来自肺部的淋巴液。深膈肌呼吸可以刺激胸导管，加快
下肢和腹部淋巴液回流至心脏。同时，深呼吸还能增加肺活
量，对副交感神经产生积极的影响。大多数实施麻醉手术的
患者在出院前，都要测量血氧含量，确定肺功能稳定方可出
院。健康的呼吸系统可以帮助人体抵御病毒，防止感染，促
进细胞复氧并排出二氧化碳。腰淋巴结位于膈和骨盆之间，

主要过滤盆腔器官和腹壁的淋巴液。

自 2020 年初新冠病毒开始传播以来，人们越来越意识到肺功能的重要性。一些感染新冠病毒的患者肺部出现严重的疤痕，无症状感染者体内的含氧量处于危险水平，但在病毒造成严重伤害之前，他们对此一无所知。那些曾经接受过胸部放射治疗（癌症治疗）或有过肺部疾病的人感染新冠病毒后，出现长期后遗症的概率更大。实践发现，经常做深呼吸的新冠病毒感染患者能更快康复。

我在第二章中讲到过，肺部淋巴引流十分复杂。在这个方法中，我们将着重练习深呼吸，从而增强肺活量，提高含氧量，为肌肉的内在运动提供动力，推动淋巴液的流动。这个方法还可以激活肺淋巴结，加速过滤胸膜和呼吸道保护膜（肺部周围的液囊）周围多余的废弃物，呼吸道保护膜可以减少肺部、胸腔和它们之间的摩擦，起到缓冲的作用。胸部的运动越多，积聚的液体就越少，就越不容易产生炎症、粘连和堵塞。

因为我的母亲是患肺癌去世的，所以我总是额外关注我的肺部，包括肺主导的情绪。当情绪难以控制时，我经常借助中国的五行学说和瑜伽来平衡脉轮。传统中医提供了一种克服身体和情绪障碍的方法，深膈肌呼吸是这个方法的基石。我认为这是中医和淋巴健康的共同点。呼吸可以安抚活跃的神经系统，让身体进入疗愈的状态。中医认为，肺主悲伤。每逢我母亲的忌日或者生日，心中都会充满忧伤，我通常会选择练习接下来这个打开心肺的淋巴按摩方法。这个方法可以帮助我打开心轮，心轮不畅会影响呼吸，进而影响我们看问题的角度。有时我也会看一部搞笑电影，大笑对膈有很多好处。我发现，我的客户也有这样的经历。为此，我们需要承认自己的感受，给自己空间体会悲伤，这样一来，痛苦的情绪就不容易在我们的身体里扎根。

注意：如果肺部感染尚未痊愈，请不要练习该方法。为了达到最佳效果，请避免吸食含有尼古丁的产品，电子烟也应避免。

步骤1

刺激左右锁骨上淋巴结，指尖下压锁骨凹陷处，向肩膀下方和外侧轻柔地画 J。重复 10 次。

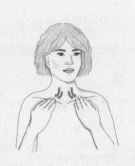

步骤2

练习颈部按摩方法，该方法共分为 3 步。

① 将两只手掌放在颈部最下方，向下滑向锁骨时，使皮肤得到舒缓的延展。重复 10 次。

②手掌上移，小指触摸翳风穴，五指倾斜包裹颈后侧，手掌向颈部方向轻柔地延展皮肤。重复 5 次。

③从耳后轻柔地滑向颈部，重复 5 次，吞咽 1 次。

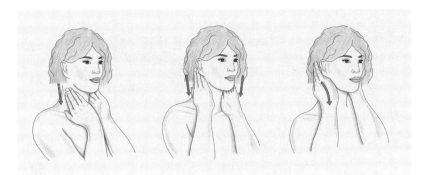

步骤3

刺激腋窝淋巴结，共分为3步。

①将手放在腋窝，食指轻放在极泉穴，指尖上压。重复10次。

②将手移至侧胸，这里长有乳腺组织，淋巴引流非常重要，手掌沿着侧胸向腋窝的方向画C。重复10次。

③上举手臂，将手放在腋窝，从上往下按摩10次，放松手臂。

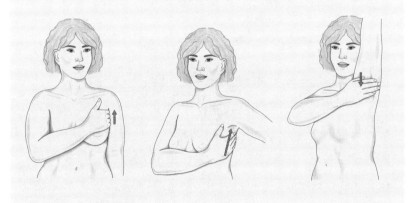

步骤4

在另一边腋窝重复步骤3。

步骤 5

手臂前后转动画大圈，打开胸腔，每只手臂重复 10 次。

步骤 6

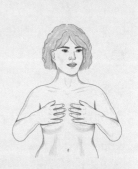

胸骨处的肋间淋巴结能过滤胸腔周围的淋
巴液，刺激胸骨有助于淋巴结过滤淋巴
液。将指尖放在胸骨两侧肋间隙的地方，
在这里，你会感觉到胸腔的凹痕。用手指
轻柔地下压、松开，深深地吸气和呼气，
这样有助于泵出肺部空气。将注意力放在
组织而非肌肉上，按压时无须用力过大，这里的皮肤很薄，按压
只是作用于浅层淋巴液。这里是心轮的位置，需要接纳自己、爱
护自己、温柔地对待自己。重复 20 次。

步骤 7

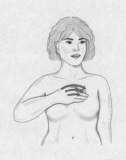

在胸前画彩虹：将手掌放在胸部中央，胸
骨上方。缓慢深长地吸气，胸部推向手
掌，缓慢地呼气。再次缓慢深长地吸气，
胸部推向手掌。呼气时，放松胸部，用手
掌在心脏和肺部画倒 C，吸气时，想象心
间有一道壮丽的彩虹；呼气时，想象胸中
的愁云逐渐散去。重复 10 次。

步骤 8

指尖轻拍胸骨肋间淋巴结，这种轻拍可以帮助排出堆积的黏液。
声音疗法起着疗愈身体的作用，想象"怦怦"的声音穿透进细
胞。这里是 T 淋巴细胞成熟的场所——胸腺，胸腺位于心脏上
方，胸腺储存未成熟的白细胞，并帮助它们成为活跃的 T 淋巴细
胞。一旦发生免疫反应，T 淋巴细胞将摧毁炎症细胞和恶性细胞
（包括癌细胞）。乳房部分淋巴液会在这里流入乳腺淋巴结，轻拍
胸骨时，想象胸腺的种种好处。

步骤 9

躺下，仰卧时最容易触摸胸腔。如
果没有不适感，可将右手举过头
顶。右臂下可以放一个枕头，这样
手臂可以完全放松。另一只手放在
胸腔上，手指指向侧胸，这时你能
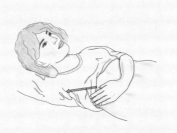
感受到肋骨之间的空隙。五指尽量分开，触摸更多的肋骨，朝着
腋窝的方向向内、向上轻柔地画 C。深深地吸气，将气体带到手
掌，用嘴缓慢地呼气。重复 10 次。

步骤 10

从侧腰开始，朝着腋下重复画 C。重复 5 次。

步骤 11

重复步骤 3 和步骤 4：按摩腋窝淋巴结 5 次。

步骤 12

在另一侧重复步骤 9 到步骤 11。

步骤 13

双手放在胸部下方，指尖相对，这时手掌
能感受到肋骨之间的空隙。双手轻柔地将
乳房推向胸部中央，这是肺部淋巴液的第
二条引流通道。重复 10 次。

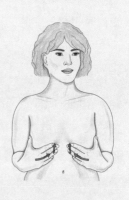

步骤 14

重复步骤 7：在胸前画彩虹。

步骤 15

重复步骤 6：刺激胸骨处的肋间淋巴结。

步骤 16

重复步骤 8：轻拍胸骨处的肋间肌。

步骤 17

做深膈肌呼吸时，可以选择坐着、站着或躺着的姿势。躺下更佳，因为仰卧时身体会更放松，练习的时间可以加长。呼吸练习可以让更多氧气进入肺部，有助于肺部的恢复。一只手放在胸口，另一只手放在腹部。

①用鼻子深吸气，腹部推向手掌的方向，用嘴呼气，胃部放松地落向脊柱。再次吸气，想象用呼吸为腹部着色，呼气感受腹部贴向脊柱，贴向地面，这里是太阳神经丛脉轮（太阳轮）的位置——肚脐和胸骨之间。

②吸气到躯干两侧，感受两侧胸腔的扩张。

③让呼吸来到胸骨，感受心脏和胸骨的扩张，身体前侧的胃部和胸部随着呼吸上提，缓慢地呼气，放下心中的烦恼。重复 3 次。

④想象我们的腹部有一个气球，吸气时，气球越过肺部，来到心脏，呼气时，用右手在胸前画彩虹，气球也随之下降，回到腹部。重复 5 次。

⑤吸气到肩膀，让心脏和肺部充满空气，缓慢地呼气，身体沉向地面。重复 3 次。

步骤 18
重复步骤 1：刺激左右锁骨上淋巴结。

保护心肺的其他方法：食用有消炎作用的食品和草药，喝绿茶，在蒸桑拿时加入桉树油。

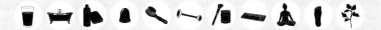

睡个好觉

我的很多客户都有睡眠问题。我一直强调，充足的睡眠可以改善身体的每一项功能。睡眠真的很重要！

我们都知道保持良好睡眠的重要性，但我们当中又有多少人做到睡眠规律呢？睡眠不足可能会导致记忆力减退、体重增加、易怒、激素波动、不孕、抑郁、呼吸系统疾病和心脏病等，还可能引发严重事故。良好的睡眠对免疫系统的健康也很重要。我在本书第二章中讲到过，随着年龄的增长，大脑中的淋巴管会变窄，斑块变得更难被清除。充足的睡眠和淋巴引流可以加快大脑排出毒素的速度。

这个淋巴按摩方法作用的范围与迷走神经（人体最大的颅神经）的分布相关——迷走神经从大脑穿过脸颊，再一路延伸到胸部，最后到达腹部。迷走神经将信息从大脑表面传递到全身的各个器官，并负责调节器官功能，如心率、呼吸频率，甚至一些反射动作，如咳嗽和打喷嚏。它是消化系统和神经系统网络的一部分，将颈部、心脏、肺和腹部与大脑相连。迷走神经的拉丁语名喻义"流浪者"，这个词生动形象地描述了迷走神经在身体内的游走路径。迷走神经还连接声带，因为它刚好从喉部右侧穿过，所以在这个方法中，我们会唱诵——唱歌、哼唱或唱诵，可以有效刺激迷走神经。

此外，迷走神经也是自主神经系统的一部分，控制着副交感神经。我们可以通过监控心率和呼吸频率来测量迷走神经张力。吸气时心率加快，呼气时心率减慢。吸气时心率和呼气时心率之间差值越大，迷走神经张力越大。高迷走神经张力对我们有益，这意味着身体在紧张的情况下可以更快放松。所以冥想时，呼吸尤为重要。增加迷走神经张力是激活迷走神经的关键，迷走神经能让我们更快地从搏斗或逃跑的交感状态中走出来，进入副交感状态，从而使心率、血压和消化系统恢复正常。这样一来，我们可以更快入睡并获得良好睡眠。

这个方法旨在帮助身体进入副交感神经状态，让人体得到休息、恢复，更好地消化食物、应对日常生活中的各种情绪。畅通的淋巴循环，能及时清除组织和消化道中的毒素和废物，不仅能有效帮助睡眠，而且有益于我们的免疫健康。

用这个方法练习时，我建议采用仰卧的姿势。如果你熟悉瑜伽，可以采取仰卧束角式或有支撑的挺尸式。躺下，将几个枕头垫在背后，确保头部高于心脏，可以像束角式那样脚底相对，也可以放松地伸直双腿。如果这两个姿势都让你感觉不适，或者你没有足够的枕头垫在后背，这都没关系，只需头枕一个枕头，膝盖下放一个枕头。总而言之，舒服就好！

步骤 1

刺激左右锁骨上淋巴结，指尖向下压入锁骨凹陷处，向肩膀下方和外侧轻柔地画 J。重复 10 次。

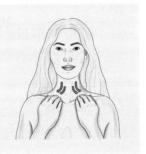

步骤 2

进行颈部按摩，该方法共分为 3 步。

①将两只手掌放在颈部最下方，向下滑向锁骨时，使皮肤轻柔地伸展。重复 10 次。

②手掌上移，小指触摸翳风穴，五指倾斜包裹颈后侧，手掌向颈部方向轻柔地伸展皮肤。重复 5 次。

③双手从耳后侧轻柔地滑向颈部，重复 5 次，做 1 次吞咽动作。

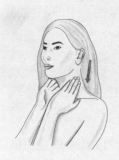 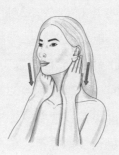 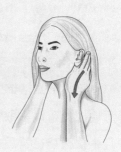

步骤 3

用"斯波克"手法：将中指和无名指分开，将中指和食指放在翳风穴，小指和无名指放在耳前，用 C 形手法轻柔地向后向下按摩。这样可以刺激耳前和耳后淋巴结，有节奏、放松地按摩效果更佳。重复 10 次，再做 1 次吞咽动作。

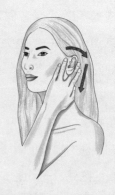

步骤 4

将双手放在耳后，小指触碰翳风穴，从后
脑勺向颈部画 C 按摩。重复 10 次。

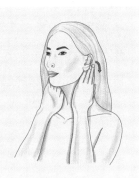

步骤 5

拉耳，共分为 4 步。

①用食指和拇指，捏住耳垂上方的软骨，
轻柔地向外向下拉向耳后，保持 10 秒，
深呼吸，张开、闭上嘴巴 2 次，松开耳
垂，吞咽 1 次。

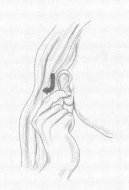

②将食指和拇指上移，轻柔地朝外朝下拉
向耳后方，保持 10 秒，深呼吸，张开、
闭上嘴巴 2 次，松开耳垂，吞咽 1 次。

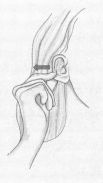

③沿着耳软骨捏住不同的位置，一直到耳
朵最上方，捏住一个部位时，重复向后拉
耳的动作，并保持 10 秒钟。按摩前，请
先取下耳饰。

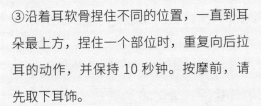

④食指在里，拇指在外捏住耳屏，拉伸耳
屏靠向脸颊，保持 10 秒，捏住耳屏朝上
朝下拉动，再靠向脸颊，松开耳朵，张
开、闭上嘴巴 2 次，吞咽 1 次。

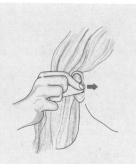

步骤 6

在另一只耳朵上重复步骤 5。

步骤 7

重复步骤 3。

步骤 8

按摩耳后和颈部，做 2 次吞咽的动作，由于迷走神经与颈动脉窦
有关，这些动作有助于增加迷走神经张力。

步骤 9

将五指放在颅骨底部枕骨圆枕处，指尖轻
柔地触摸，沿着枕骨圆枕向颈后滑动，就
像瀑布从山上飞流直下。重复 10 次。

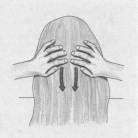

步骤 10

将一只手放在胸部上，深吸气，将呼吸带到心脏，呼气时大喊
"哇哦"。重复 3 次。再轻拍胸骨，重复 10 次。

步骤 11

在胸前画彩虹：将手掌放在胸部中央，胸骨上方，缓慢深长地吸气，胸部推向手掌，缓慢地呼气。再次缓慢深长地吸气，胸部推向手掌，呼气时，放松胸部，在心脏和肺部画倒 C 按摩，吸气时，想象心间有一道壮丽的彩虹，呼气时，释放心中的愁云。重复 10 次。

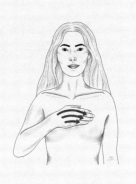

步骤 12

做腹式呼吸：双手放在腹部，缓慢地深呼吸，吸气时，将腹部推向双手，呼气时放松，吸气到躯干两侧，感受吸气时两侧胸腔的充盈，呼气时的放松。吸气时，将呼吸带到心脏，每一次呼吸，都有美丽的花儿绽放，感受心脏和肺部的扩张。呼气时，想象肚脐下方的花茎，根部健壮。再次吸气，让呼吸充满整个腹腔，想象这里满是五彩斑斓的花朵，缓慢地呼气，想象花儿在风中摇曳。重复 3 次。

步骤 13

用一只手掌沿着结肠重复打圈按摩：从右侧向上，穿过腹部，从左侧向下，从肚脐下方朝左髋的方向打圈。打圈按摩时，想象自己是在腹部画

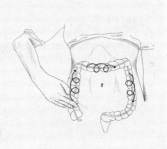

太阳、月亮，想象腹腔内阳光明媚、和风徐徐。按摩时保持放松，无须复杂的手法，充分利用手掌和手指，感受僵硬堵塞的组织在手掌的触摸下融化，这就是淋巴按摩的神奇之处。至少重复10次。

步骤 14

在肚脐周围画小圈按摩，按摩这里时可以增加力度，因为这里是腹部深层淋巴系统所在的位置，可以在紧绷的部位多重复几次。

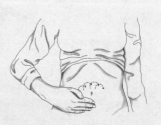

步骤 15

重复步骤 13：沿着结肠打圈按摩，此时的腹部像是一只被撸的猫一样自在放松，紧绷的地方可以多按摩一会儿。

步骤 16

呼吸从胃部上升至心脏，缓慢的呼气，发出 3 次哼鸣声，微笑。

步骤 17

重复步骤 1：刺激左右锁骨上淋巴结。

步骤 18

从下巴轻柔地滑向脸颊和耳朵，从前额轻柔地滑向耳朵，再滑向脖子。

步骤 19

用力揉搓手掌，将搓热的双手盖住双眼，保持双手的位置不变，深呼吸 3 次，呼吸时想象一束紫色的光从头顶射出，一直扩散到脚跟，松开双手时，掌根按压颧骨。

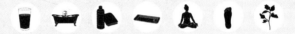

女性健康

乳房护理

缓解经前期综合征与围绝经期、绝经期综合征

妊娠期和产后护理

乳房护理

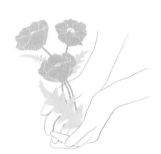

　　大多数女性不会经常触摸自己的乳房，除非是在哺乳或者性行为时，但后者往往是伴侣爱抚乳房。我希望在开始这个淋巴按摩之前，女性朋友们可以先熟悉自己的乳房与乳房的生理结构。大多数女性只在乳房自查时才会触摸它，但这时难免会担心焦虑。我希望大家是在心情愉悦时触摸乳房，并且认识到按摩乳房可以改善淋巴循环，清除组织中堆积的毒素，为胸部创造一个更加和谐、健康的环境。我们都知道，紧张的情绪很容易堆积在肩颈，但实际上，紧张的情绪可能滞留在身体的任何部位。乳房与心轮密切相关，心轮主导爱的情绪。承受压力时，我们很容易情绪失控，这种心理上的变化会影响我们的生理健康。虽然我们要处理的是精神上的压力，但采取"曲线救国"的策略，先照顾好身体也不失为一个好办法。

　　月经周期性的激素波动会反映在乳房上，比如，常见的压痛和肿胀。避孕药会让乳房尺寸暂时增大；缺乏运动会加剧淋

巴结堵塞；体重增长会导致乳房脂肪细胞增加，增加雌激素水平和患乳腺癌的风险；饮酒也是一种危险因素，因为过量饮酒可能导致乳腺癌风险增大，甚至改变细胞 DNA 和乳房的性状。

　　单靠运动来推动乳房中的淋巴液比较困难，幸而淋巴按摩对加快淋巴流动、改善乳房淋巴淤堵效果显著。如果你患过乳腺癌或经历过肿块切除、淋巴结切除、手术、乳房重建、放疗、活体组织检查、乳房缩小术、隆胸术等，医生都会建议进行淋巴引流。温和的淋巴按摩技术有利于组织创伤的愈合，对选择性隆胸手术术后愈合也有帮助。淋巴按摩对于维护乳房健

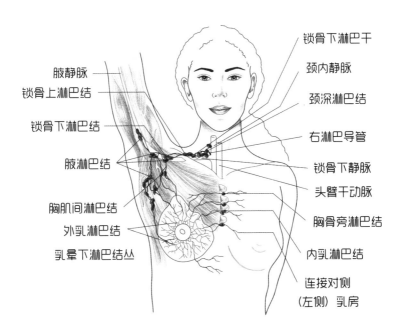

康更是效果卓越。如果你曾接受过乳腺癌治疗，那么找一位认证淋巴水肿理疗师是一个明智之举。请参考本书淋巴水肿相关章节，包括手臂淋巴水肿按摩方法和乳房淋巴水肿按摩方法，这些方法让滞留的淋巴液从另外的淋巴通道排出，可以减轻炎症。

对女性来说，无论大小乳房都有致密的乳腺组织，所以在乳房 X 光检查中很难发现癌症。在过去的 20 年里，我的客户中被诊断为乳腺癌的比例惊人。目前，每 4 位女性中就有一人有患癌风险。很多年轻女性来找我，因为她们的家族成员有乳腺癌病史，或者她们自己有癌症基因突变，想要竭尽所能找到一种可以改善健康的方式，以避免发生悲剧。

用温柔滋养的按摩，软化胸部，可以改善乳房压痛、乳腺密度高和乳腺钙化灶等症状。我的一些客户在经过一年的淋巴按摩后，乳房 X 光片显示，与上一年相比乳腺密度大幅度降低。保持乳房淋巴顺畅流动，不但可以减少有毒物质的堆积，而且能使乳腺癌在乳房 X 光成像中更容易被发现。

如果你正处于哺乳期，练习之前，请先咨询医生。如果医生允许，无特殊情况的话，练习这个方法对母乳喂养有益，因为可以减少乳腺炎和乳管堵塞的情况。这个方法也十分简单，只需要轻柔地按摩和少许重复的动作。

用手按摩可以增加手部的敏感度，不久之后，我们就能切身感受到乳房组织的变化。有一些客户告诉我，练习之后，她们经期乳房胀痛的情况减轻了，更年期造成的腋下肿胀也得到了改善，甚至一些人身上的瘢痕组织也变得没那么明显了。

许多女性（有些男性也如此）在生活中的某个时刻对自己乳房的外观和触感都有过担心和失望，不但自己不满意，还会担心自己的伴侣不喜欢。我希望通过按摩，可以让大家更加坦然地接受自己的身体。从现在开始，让我们与乳房建立一种全新的关系，让我们带着感激和接纳重新认识乳房。自我淋巴按摩让我们更关注皮下组织的世界，那里土壤肥沃、环境优美，细胞、体液和免疫系统创造了一个神奇的健康生态系统。

乳房护理按摩方法

如果你正在接受乳腺癌治疗或乳房有肿块，请在使用此方法之前咨询医生。如果你患有淋巴水肿或因癌症治疗患上淋巴水肿，请参阅书中淋巴水肿乳腺按摩方法。

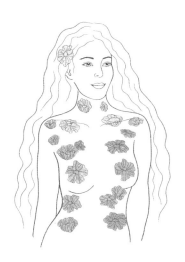

按摩时请尽量用手触摸皮肤。隔着衣服按摩也可以，但如果想要达到最佳效果，请采用直接接触皮肤的按摩方式。

步骤1

刺激左右锁骨上淋巴结，指尖下压锁骨凹陷处，向肩膀下方和外侧轻柔地画 J。重复 10 次。

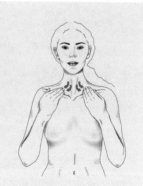

步骤2

刺激腋窝淋巴结，共分为 3 步。

①将手放在腋窝，食指轻放在极泉穴，指尖上压。重复 10 次。

②将手移至侧胸，这里长有乳腺组织，淋巴引流非常重要。手掌沿着侧胸向腋窝的方向画 C。重复 10 次。

③上举手臂，将手放在腋窝，从上往下按摩 10 次，放松手臂。

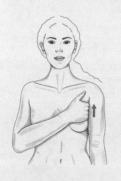 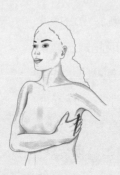 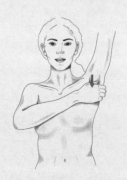

步骤3

刺激颈部淋巴带：双手放在肩膀上，手肘指向前方。吸气，呼气时肘部下垂，指尖放在肩膀上。重复 5 次。这个动作有助于颈后淋巴液流向锁骨上方的淋巴管。

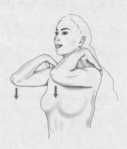

步骤 4

在胸前画彩虹：将手掌放在胸部中央，胸
骨上方，缓慢深长地吸气，胸部推向手
掌，缓慢地呼气，放松胸部。再次缓慢深
长地吸气，胸部推向手掌，呼气时，放松
胸部，在心脏和肺部画倒 C 按摩，吸气
时，想象心口有一道彩虹；呼气时，释放
心中的愁云，这里是心轮的位置，在这里注入接纳、自爱和温
柔。重复 10 次。

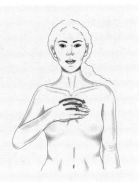

步骤 5

按摩乳房上端：将手掌放在胸部上方，指
尖朝向腋窝，朝着腋窝的方向画 C 按摩。
重复 5 次。

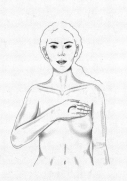

步骤 6

重复步骤 2：刺激腋窝淋巴结 3 次。

步骤 7

按摩乳房下方，胸罩线的位置：将手掌放
在胸部下方，指尖朝向侧身，轻柔地画 C
按摩，继续这个手法，将淋巴液推向腋窝
处。重复 3 次。

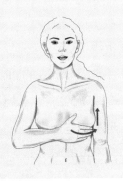

步骤 8

将双手放在胸骨上凹槽处，非常轻柔地按
压、放松（我们只要按摩体液层面，所以
请克制用力的冲动），吸气、呼气，乳房
部分淋巴也会流入乳腺淋巴结群。这个动
作还有助于排出肺部的二氧化碳。重复
10 次。

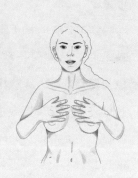

步骤 9

上提胸腔：下面两个动作采取仰卧位比较
方便操作。当然，其他姿势也可以。将一
只手放在胸肋上，五指张开对应不同的肋
间空隙，吸气时，胸腔扩张；呼气时，手指
轻柔地向上画 C，接触更多的肋间肌肉。有
时，肋间肌肉也会紧张，所以可以多重复几
遍这个动作，放松肋骨。胸肋覆盖的区域非常重要，它保护着人
体重要的器官，所以不要用力过猛，温柔地缓解胸肋的紧张。

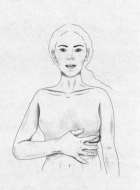

步骤 10

手掌仍旧放在胸肋处，将乳房推
向腋窝的方向，建议躺下练习这
个动作，仰卧可避免淋巴液进入
乳头。重复 5 次。

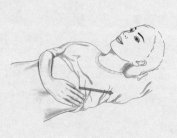

步骤 11

轻拍胸骨，想象敲打的声音进入细胞，心脏上方的胸腺，是孕育
成熟 T 淋巴细胞的地方。胸腺储存着未成熟的白细胞，白细胞
在这里长成活跃的 T 淋巴细胞，身体一旦启动免疫反应，T 淋巴
细胞可以摧毁有害的病毒和细胞。轻拍胸骨时，想象胸腺的种种
好处。

步骤 12

重复步骤 5：按摩乳房。

步骤 13

轻柔地按摩乳房周围，根据个人习惯，用
手掌或指腹按摩，用重复画 C 的手法引流
乳头周围的淋巴液。将乳头想象成太阳，
阳光从此处辐射出去。乳房内侧的淋巴液
会流入沿着胸骨分布的乳房淋巴结群，而
乳房外侧的液体将流入腋窝淋巴结。所
以，一定不要将淋巴液推向乳头的方向。
花点时间了解自己的乳房，有些乳房肿块

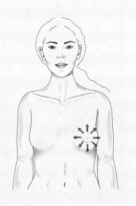

较多，有些乳房形状小巧。我希望你能了解自己的乳房，了解自
己乳房的手感，了解每个月不同时段乳房的变化，注意细节，注
意乳房的敏感度。如果某个区域出现疼痛或囊肿，不要用力按
压，将思想和注意力集中到这里，放松痛处或囊肿周围的组织。

只有周围组织得到放松，才能减轻疼痛或囊肿的症状。别害羞！
也许你需要较长的时间才能养成按摩乳房的习惯，才能了解自己
的乳房，没关系，慢慢来。越是花时间了解自己的身体，越能创
造奇迹。

　　注意：如果发现肿块等异常，请咨询医生。

步骤 14

重复步骤 9：上提胸腔。

步骤 15

重复步骤 7：按摩胸罩线处的乳房。

步骤 16

重复步骤 5：按摩乳房。

步骤 17

重复步骤 2：刺激腋窝淋巴结。

步骤 18

重复步骤 3：刺激颈部淋巴带。

步骤 19

重复步骤 1：刺激左右锁骨上淋巴结。

步骤 20

在另一侧乳房重复步骤 2 到步骤 17。

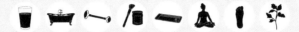

缓解经前期综合征、围绝经期和更年期的症状

经前期综合征

在古代，妇女和女孩们在月经到来时，都会举行仪式庆祝。直到现在，在许多文化中月经期仍被看作休养生息的时间。月经期因为与月亮的周期一致，被视作女性接受滋养和新能量的时段。

现代社会，大多女性在经期会感到十分不便，情绪也容易波动，甚至会出现痛经、子宫痉挛等症状。位于骶骨的第二脉轮，与感官、觉知、亲密情感和交流有关。生活中，没有人教我们该如何驾驭并整合自己的情绪。在遇到问题时，我们通常会压抑自己的情绪，抑或在理智与情感出现分歧时，毫不犹豫地选择理性。被压抑或隐藏的情绪通常会在排卵期或者月经期出现波动或者爆发。

盆腔内有许多淋巴结，盆腔区域的淋巴液在经过盆腔淋巴结过滤后会流入腰淋巴结，然后回流至胸导管，最终回到血液循环中。我们不需要内部做功刺激这一区域的淋巴结。外部刺激就能加快这一区域的淋巴循环。

· 髂外淋巴结接收腹股沟淋巴结过滤后的淋巴液,二次过滤后再将淋巴液送到髂总淋巴结。所以,在这个按摩方法中,我们要先刺激腹股沟淋巴结。

· 髂内淋巴结接收来自会阴、臀区和盆腔器官的淋巴液,然后引流至髂总淋巴结。

· 髂总淋巴结也接收来自骶淋巴结、膀胱和阴道的部分淋巴液。这些淋巴结过滤后的淋巴液均流入腰淋巴结,此外,腰淋巴结还接收卵巢和输卵管的淋巴液(男性则是睾丸)。

当我开始做淋巴按摩时,最令我惊讶的好处是淋巴按摩让我远离了痛经和腹胀。事实上,几乎所有的女性客户在填写顾客调查表时,都勾选了好几项与经前期综合征相关的内容。抽筋、乳房压痛、体重增加、情绪低落和其他令人不愉快的症状非常常见,宫内节育器、避孕药和其他形式的节育会加剧这些症状。许多女性认为,月经期痛苦的痉挛除了服用止痛药,没有别的方式可以缓解,但当她们开始练习这个方法后,症状都得到了改善。这个方法适合在排卵期、月经期时练习,也可以在一个月的任何时候练习。

如果你曾经历过性创伤、分娩创伤或其他类型的创伤及疼痛(手术或慢性疾病,如子宫内膜异位症),骨盆区域的淋巴循环可能也受到影响,从而出现更多的炎症。按摩淋巴可以帮助清除体内滞留的毒素、抚平隐藏内心的情绪。创伤事件会导致肾上腺素激增,这些痛苦的记忆会被印刻在大脑中的杏仁核和海马体上。杏仁核控制着人们的情绪，包括情绪的强度和冲动。当身体认为外部条件对生殖系统产生威胁时，杏仁核也会释放激素。海马体是储存情景记忆的地方，它可以将短期记忆转化为长期记忆。在过去的几十年里，我的很多客户都告诉我，在养成淋巴按摩的习惯后，身体这一区域的感受发生了积极的变化。

缓解更年期、围绝经期症状

更年期和围绝经期的症状是不可预测的，每个女性都有所不同。随着女性年龄的增长，女性激素水平的正常下降会引发各种症状，包括突发潮热、盗汗、皮肤变化、头发稀疏、体重增加、性欲波动、阴道干燥、脑雾、睡眠质量下降、情绪波动甚至抑郁。

面对这些症状，我更喜欢与客户抛开症状，谈论更深层次的问题，即生命阶段的转变。更年期就像是结束了子宫内膜功能层随着月经脱落的"蜕皮"时代。对一些人来说，不再有月经是一种解脱，她们觉得这个年龄段能更充分地发挥她们的力量——历史上那些智慧的年长女性就是范例。

我希望女性朋友可以把绝经期作为一个契机，去拥抱强大的内在力量，去接纳真实的自己。更年期时，乳房疼痛、肿胀、体重增加和喜怒无常的情绪可能会持续较长时间，也可能会出现乳房变大的情况，副乳也比绝经前更容易发炎。但不用担心，我们的身体会有另外一套机制来排出激素和多余的液体，淋巴通道就是这套机制。即使已经绝经，女性仍旧会经历与月经周期相关的症状，仅通过锻炼很难消除周期性的乳房疼痛，这些症状还会在体内堆积，造成长期不适。自我淋巴按摩旨在通过加速淋巴循环来减轻结缔组织堵塞、纤维化，减少瘢痕组织的出现。

当我的客户定期进行自我淋巴按摩后，痛经和其他周期性症状都得到了缓解。该方法是乳房淋巴水肿按摩方法和腹部按摩方法的结合。很多客户都告诉我，在定期用这个方法练习后，乳房疼痛和炎症都减轻了。

因为激素水平的变化，我们的腹部容易胀气，一些女性还

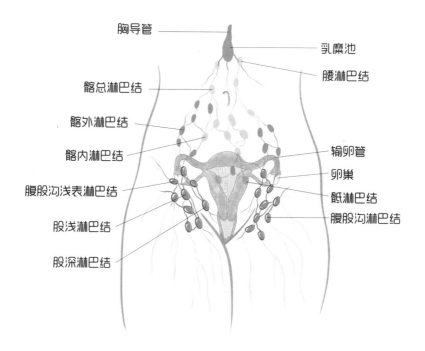

会便秘，所以在练习这套方法时，按摩胃部会有很好的辅助作用。在熟练掌握这个方法后，可以将它分为两个部分，在乳房淋巴水肿按摩方法和腹部按摩方法间交替练习。

缓解经前期综合征

　　我的客户经常跟我分享自我淋巴按摩后的感受，比如，缓解严重的痛经症状、平衡激素等。（我们之前讲到过，激素分子过大不能进入血液循环，淋巴系统的一个作用就是吸收多余的激素。）不仅如此，经前乳房疼痛的症状也减轻了，慢性疼痛、经前期综合征也逐渐好转。一般来说，我建议在排卵期、月经开始前、痛经时，每周按摩 1~2 次，也可以按需增加。这个方法可以帮助我们打开身体自我疗愈的功能，让疗愈的能量流遍全身。

步骤1

刺激左右锁骨上淋巴结，手指下压锁骨的凹陷处，向肩膀下方和外侧轻柔地画 J。重复 10 次。

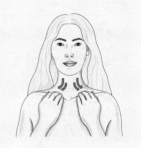

步骤 2

颈部按摩，共分为 3 步。

①将两只手掌放在颈部最下方，滑向锁骨时，轻柔地舒展皮肤。
重复 10 次。

②手掌上移，小指触摸翳风穴，五指倾斜包裹颈后侧，手掌向颈
部方向轻柔地伸展皮肤。重复 5 次。

③双手从耳后侧轻柔地滑向颈部。重复 5 次，再做 1 次吞咽
动作。

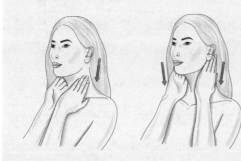 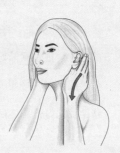

步骤 3

刺激腋窝淋巴结，将手放在腋窝处，食指
在腋窝凹槽内，指尖上压。重复 10 次。

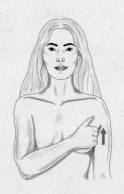

步骤 4

按摩乳房上端：将手掌放在胸部上方，指尖朝向腋窝，朝着腋窝的方向画 C 按摩。重复，5 次。

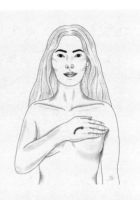

步骤 5

重复步骤 3：刺激腋窝淋巴结。

步骤 6

按摩胸罩线下方的乳房：将对掌放在乳房下方，指尖指向躯干一侧，朝着侧面，轻柔地画 C 按摩，继续这个手法，将淋巴液推向腋窝处。重复 3 次。

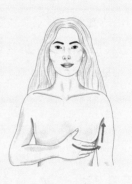

步骤 7

轻柔地按摩乳房周围，引流乳头周围淋巴液，将乳头想象成太阳，阳光从这里辐射出去，一定不要将淋巴液推向乳头的方向。很多人只有在检查乳房是否有肿块时，才会抚摸自己的乳房，但这并不是什么愉快的经历。乳房在一个月的不同时段会有不同的手感。花点时间了解自己的乳房，了解乳房的手感，注意细节和变化，

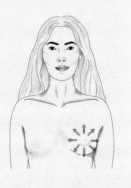

让乳房得到爱的滋养。如果某个区域出现疼痛或囊肿，不要用力
按压，将思想和注意力集中到这里，放松痛处和囊肿周围的组
织。在这里创造一个柔软、滋养的环境。

　　注意：如果发现肿块等异常，务必咨询医生。

步骤 8

部分淋巴液会流入沿胸骨分布的乳房淋巴
结群，刺激胸骨可以加快淋巴结过滤淋巴
液的速度。将双手放在胸骨两侧，感受胸
腔的凹陷，用手指轻柔地下压、松开，深
深地吸气和呼气，这个动作有助于将空气
泵出肺部。按压时无须用力过大，这里的
皮肤很薄，按压也只是作用于浅层淋巴
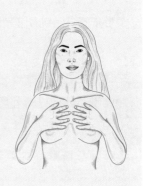
液，这里是心轮的位置，接纳自己、爱护自己、温柔地对待自
己。重复 10 次。

步骤 9

轻拍胸骨，想象敲打的声音进入细胞。心脏上方的胸腺是孕育
成熟 T 淋巴细胞的地方，胸腺储存未成熟的白细胞，白细胞在
这里长成活跃的 T 淋巴细胞，身体一旦出现免疫反应，T 淋巴
细胞可以消灭有害的病毒和细胞。轻拍胸骨时，想象胸腺的种
种好处。

步骤 10

刺激胸腔：将手掌放在胸腔上，
仰卧便于操作。五指张开，分别
对应不同的肋间空隙，吸气时，
胸腔扩张；呼气时，手指轻柔地
向上画 C，接触更多的肋间肌肉，

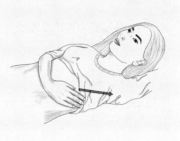

将乳房推向腋窝的方向，可避免淋巴液进入乳头。重复 10 次，
有时肋间肌肉也会紧张，可以多重复几遍这个动作，放松肋骨，
不要用力过猛，温柔地释放胸肋的紧张。

步骤 11

重复步骤 3：刺激腋窝淋巴结。

步骤 12

在另一只乳房上重复步骤 3 到步骤 8 以及步骤 10。

步骤 13

双手放在胸部下方，指尖相对，这时手掌
能感受到肋骨之间的空隙，双手轻柔地将
乳房推向胸部中央。重复 10 次。这有利
于淋巴液流向内乳淋巴结群。

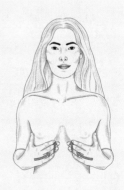

步骤 14

深膈肌呼吸：找个舒适的姿势躺下，双手放在腹部上，做 5 次深呼吸。呼气时，有意识地放慢速度；吸气时，感觉腹部扩张，呼气时，放松腹部，想象胸导管将骨盆和下半身的淋巴液送回心脏，干净新鲜的淋巴液终于回到血液循环中。

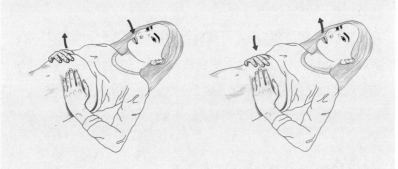

步骤 15

按摩腹部：按顺时针方向在腹部打圈按摩，结肠的形状像一个倒置的 C。升结肠从右髋一直延伸到右肋，横结肠从右肋穿过肚脐上方到左肋，降结肠从左肋骨向下延伸到左髋，与直肠相连，沿

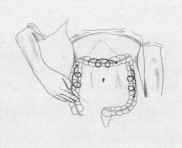

着整个结肠打小圈按摩。这里是海底轮，与敏感度、创造力、亲密度和自我表达有关。

步骤 16

深呼吸时，在肚脐外围打小圈按摩。重复 5 次。

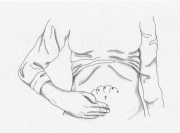

步骤 17

拉伸肚脐：不正确的运动模式会对肌肉和器官造成压力，提拉肚脐有助于缓解腹部紧张和器官轻微错位。用指尖捏住肚脐边缘，轻柔地向外拉伸，按照顺时针方向，拉伸不同的位置。根据个人习惯使用最得心应手的手指。首先，将手指放在肚脐正上方，上提，如果将肚脐眼看作一个时钟的话，现在手指的位置就是 12 点的方向（这里对应心脏）。每个着力点至少保持 1 分钟，正常地吸气和呼气。然后移动到 3 点钟的方向（左肾）、6 点钟的方向（膀胱和生殖器官）、9 点钟的方向（右肾）。如有需要，还可以移动到其他方向，比如，1 点钟的方向（胃和脾脏）、5 点钟的方向（肠道）、7 点钟的方向（肠道）、11 点钟的方向（肝脏和胆囊），这个动作也能放松胃部。如果时间允许，我喜欢多重复几次这个步骤。这个步骤可以软化腹部，释放因结缔组织紧张积压的负面情绪，这也是我最喜欢的步骤之一。

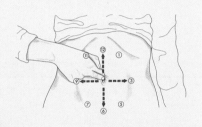

步骤 18

重复步骤 15：按摩腹部。

步骤 19

手掌弯曲呈杯状从髋骨内侧推向
肚脐，从右髋开始，这里是盲肠、
髂骨、回盲瓣和升结肠开始的位
置，也是小肠连接大肠（结肠）
的区域。如果你长期便秘，这里
可能会僵硬、有痛感。右手做杯

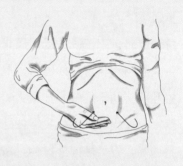

状，从右髋前方推向肚脐，然后，左手做杯状，从左髋推向肚
脐，这里是降结肠的末端，乙状结肠与直肠的汇合处。如果你最
近便秘的话，这一侧会有痛感，所以，推的时候要轻柔一点，不
要过度拉伸皮肤，因为真的会很疼。如果想先放松这里的皮肤，
可以向下推向髋部，再向上轻柔地按摩腹部，最后到肚脐。左右
两边各重复 5 次。

步骤 20

手掌弯曲成杯状从胸腔两侧推向
肚脐。肝脏和胆囊就位于右侧胸
腔下方，靠近升结肠弯曲成为横
结肠的位置。先放松皮肤，然后
右手做杯状，从左胸腔向下向外

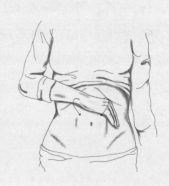

推出，与步骤 19 相似。胃和脾脏位于左胸腔下，靠近结肠左曲，也就是横结肠到降结肠的弯曲部分。手掌弯曲呈杯状贴于胸腔下方，向下向外推向肚脐。右髋、左髋各重复 5 次。

步骤 21

重复步骤 15 和步骤 16：按摩腹部和肚脐，想象腹腔内温度适宜，阳光明媚，微风习习，平静安详，一边想象一边按摩，配合几个深呼吸结束。

步骤 22

将一只手放在耻骨上，将呼吸带到手掌，想象盆腔周围是一个树荫环绕的湖泊，湖面风平浪静。想象太阳正在落山，天空中有一道灿烂的橙色光芒，手掌保持不动，深呼吸几次，放松这里的肌肉，将注意力放在这里，直到湖面涟漪褪去，一片宁静。

步骤 23

刺激腹股沟淋巴结，将手放在大腿内侧，向上按摩至大腿根部。重复 5 次，在另一条大腿上重复上述动作。

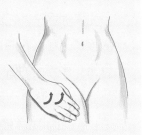

步骤 24

重复步骤 3：刺激腋窝淋巴结。

步骤 25

重复步骤 1：刺激左右锁骨上淋巴结。

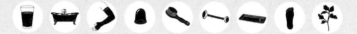

妊娠期和产后护理

孕早期

怀孕前三个月不宜进行淋巴按摩，这是婴儿成长的神圣时刻。作为一名执教多年的产前和产后瑜伽教师，我告诉我的学生们利用这段时间倾听内在的声音，关注不断发展的身体和不断变化的需求。听到怀孕的消息，你可能会欣喜若狂，但也会对身体变化、激素变化、体重增加等问题存在担忧，这都是正常的反应。

如果你在孕前已经养成规律的淋巴按摩习惯，并且得到医生的许可，那么在孕早期也可以继续按摩，但手法要比孕前更加轻柔。怀孕时要避免腹部按摩。

孕中期和孕后期

以下方法可以在孕中期和孕后期进行，腹部按摩时一样要非常轻柔，只需在腹部轻柔地滑过。当你轻抚腹部时，将是一个与胎儿互动的机会。我经常建议准妈妈们为胎儿创造成长的空间。孕期腹腔器官不断移动，所以便秘是很常见的问题。按照结肠的方向轻柔地按摩有助于消化，但一定要非常轻柔！

这些方法包括平复焦虑按摩方法、四肢疼痛之手臂按摩方法、乳房护理按摩方法、喉咙充血和喉咙痛按摩方法、耳痛按摩方法、美肤按摩方法、头痛按摩方法、四肢疼痛之双腿按摩方法、打开心肺按摩方法和助眠按摩方法。

产后护理

许多女性都渴望在分娩后重新找回自我。但这段时间是妈妈和宝宝建立连接的重要时期，找回自我时需要更耐心。经常有人问我，产后多久才能开始淋巴按摩？我的答案是，视情况而定，在按摩之前一定要得到医生的许可。此外，还要考虑的因素有：是自然分娩还是剖宫产，是否母乳喂养。如果是剖宫产，要保证伤口已经完全愈合并得到医生的许可。如果是母乳喂养，需要注意是否有乳腺炎——乳腺炎是由于乳腺管堵塞发炎引起的乳房组织感染，发烧、发冷、乳房疼痛、肿胀、发热、发红都是乳腺炎的症状。如有，应立即就医（通常使用抗生素），急性感染时不能按摩。如果是母乳喂养，可以适当缩短按摩时间，最好是在哺乳或吸奶后按摩。如果已经严格遵照医嘱，那么可参照本书中的运动损伤按摩方法、术前保健和术后恢复按摩方法、瘢痕组织恢复按摩方法练习，或练习下面我为大家精选的几个方法。

· 想要促进乳房淋巴循环，请按照本书中乳房淋巴水肿按摩方法练习。

　　·想要缓解便秘，请按本书中腹部按摩方法练习。

　　·想要减少脂肪团，请按照本书中改善脂肪团方法练习。

　　·剖宫产或腹部整形手术后，一定要在切口完全愈合（通常需要 8~10 周）并得到医生的许可后，方能开始按摩。

运动损伤恢复、术前保健和术后恢复、瘢痕组织和慢性病恢复

四肢疼痛之手臂按摩方法

四肢疼痛之双腿按摩方法

运动损伤按摩方法

术前保健和术后恢复按摩方法

瘢痕组织恢复按摩方法

手臂淋巴水肿按摩方法

乳腺淋巴水肿按摩方法

下肢淋巴水肿按摩方法

姑息治疗

四肢疼痛之手臂按摩方法

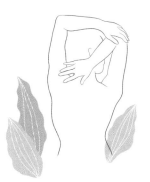

我们每时每刻都会用到上肢，也就是我们的双臂，对此我们已习以为常。只有等到手臂受伤，给我们的生活造成不便时，我们才会意识到它们的重要性。手臂与心轮相连，我们知道手臂神经连接是因为手臂上的某些感觉可能预示着个体健康问题（心脏病发作、中风、神经损伤或糖尿病等疾病）。手臂在生活中扮演着重要的角色，我们用手臂去创造、去给予、去接受、去烹饪、去拥

抱我们的孩子。手臂应该得到更多的荣誉、认可和关注!

很多人经常出现手指肿胀的情况,比如,因患类风湿性关节炎引起的肿胀,乘飞机或进行高空活动时出现肿胀,在吃了咸的食物后出现肿胀。我们当中的一些人可能经历过重复性劳损,比如,整天在键盘上打字或过度使用手机,运动损伤,如肩袖损伤、网球肘和手腕扭伤,即便伤口愈合后伤处仍有积液。以下方法可以很好地缓解淤堵,提高关节灵活性,促进手臂、手和手指的淋巴循环。

注意:如果你患有乳腺癌、做过淋巴结切除或放疗,请参阅书中的手臂淋巴水肿按摩方法。如果你有患淋巴水肿的风险或是已经患有淋巴水肿,请先咨询医生。

步骤 1

刺激左右锁骨上淋巴结,指尖下压锁骨凹陷处,向肩膀下方和外侧轻柔地画 J。重复 10 次。

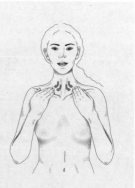

步骤 2

刺激腋窝淋巴结,共分为 3 步。

①将手放在腋窝,食指轻放在极泉穴,指尖上压。重复 10 次。

②将手掌放在侧胸处,这里长有乳腺组织,淋巴引流非常重要,手掌沿着侧胸向腋窝的方向画 C。重复 10 次。

③上举手臂，将手放在腋窝，从上往下按摩 10 次，放松手臂。

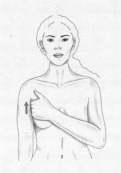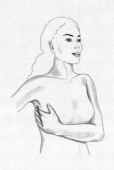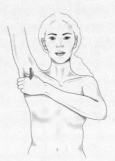

步骤 3

刺激颈部淋巴带：双手放在肩膀上，手肘
指向前方，吸气，呼气时肘部下垂，指尖
放在肩膀上。重复 5 次。这个动作有助于
颈后淋巴液流向锁骨上方的淋巴管。

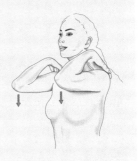

步骤 4

将手放至肩关节处，朝着颈部方向画 C。
重复 5 次。这个动作的目的是将淋巴液引
至锁骨上的淋巴结。

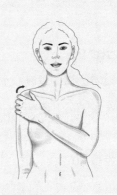

步骤 5

将手放在上臂外侧，从手肘开始轻柔地滑向肩关节处。

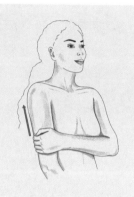

步骤 6

沿着上臂外侧重复画小 C 按摩，从肘部开始，经过三头肌和三角肌到肩关节，像是在手臂上画波浪。重复 5 次。

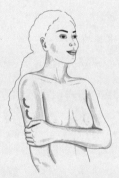

步骤 7

重复步骤 4：按摩肩关节。

步骤 8

将手掌放在上臂内侧，从肘窝开始轻柔地滑向腋窝的方向。重复 5 次。

步骤 9

沿着上臂内侧画小 C 按摩，从肘窝开始按摩至腋窝淋巴结处。重复 5 次。

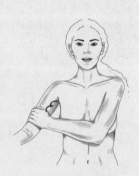

步骤 10

重复步骤 2：刺激腋窝淋巴结。

步骤 11

按摩肘窝，将手掌放在肘窝处，力度均衡
地向上画 C，肘窝处有淋巴结，接收来自
前臂和手掌的淋巴液，因此在按摩前臂之
前应先刺激肘窝淋巴结。重复 10 次。

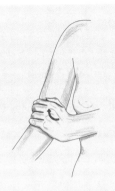

步骤 12

从手腕处轻柔地滑向手肘。重复 5 次。

步骤 13

用按压的手法从手腕处一直按压至手肘。
重复 3 次。

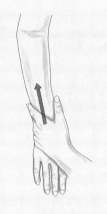

步骤 14

从手腕处一直按摩至手肘。重复 3 次。

步骤 15

重复步骤 11：按摩手肘，重复 5 次。

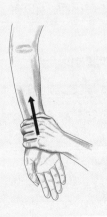

步骤 16

在手腕上方和下方画 C 按摩，将手掌覆于
手腕上，在手腕上画 C 按摩，手掌保持在
同一位置上无须移动。如果你握得够紧，
或许能感受到淋巴液从手掌流向手腕，无
须紧张，这恰恰证明淤堵的淋巴液已经开
始流动。由于我们经常过度使用手机和电
脑，重复性劳损使这一区域容易发炎。重
复 5 次。

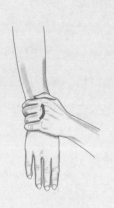

步骤 17

从手掌上朝着手腕画 C 按摩。重复 5 次。

步骤 18

上举手臂过头顶，按照顺时针旋转几圈，然后逆时针旋转，可以
先转小圈，如无不适，再慢慢增大幅度。

步骤 19

手指交叉，按摩手指内侧到指根。
重复 5 次。

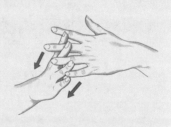

步骤 20

分别按摩每根手指：五指轻捏指尖，一直
按摩至指根。重复 10 次。

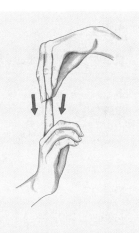

步骤 21

重复步骤 17：按摩手掌。

步骤 22

重复步骤 16：按摩手腕。

步骤 23

重复步骤 13：按摩前臂，从手腕到手肘。

步骤 24

重复步骤 11：按摩肘窝。

步骤 25

重复步骤 9：沿上臂内侧重复画小 C 按摩。

步骤 26

重复步骤 2：刺激腋窝淋巴结。

步骤 27

重复步骤 3：刺激颈部淋巴带。

步骤 28

重复步骤 1：刺激锁骨上淋巴结。

步骤 29

必要时，在另一只手臂重复步骤 1 — 28。

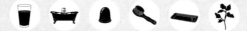

四肢疼痛之双腿按摩方法

腿是我们的根基。双腿让我们早上能站起来、晚上能躺下，让我们能执行大脑下达的命令，让双脚贴近地面，稳住根基。从情感上讲，双腿在生活中扮演的角色，代表运动，代表我们处理各种关系的能力。双腿强壮有力，是我们运动的基础，但如果患上流感，四肢是最先感受到疼痛或虚弱的部位。膝关节手术是常见的手术之一，髋关节置换手术和关节炎一样，在老年群体中也十分常见。人体的重要关节处有很多淋巴结，帮助抑制炎症，但如果有待过滤的淋巴液过多，或者淋巴运输能力减弱，这些地方也最容易受到影响，因为淋巴液是逆流而上，回到心脏。如果腿部关节不断受伤或疼痛，可能会引发一连串的问题。研究发现，压力和焦虑会导致腿部肌肉紧张收缩，随着时间的推移，紧张的肌肉会使腿部沉重易疲劳。通过前面的学习，大家可能已经知晓，当肌肉不能正常工作时，淋巴流动也会受到影响。此外，手术产生的瘢痕组织可能会切断淋巴通道，使这些区域的淋巴流通受阻，进而产生慢性炎症。

腿部淋巴淤堵现象十分常见。在生活中，我们久坐或者长时间站立，比如，整天坐在办公桌前工作、销售员上班长时间站立，可能还没到下班，双腿就已经肿胀麻木。我们的双腿为身体各循环系统提供动力。膝关节和髋关节是完美的机械设计，既可以润滑关节，还能推动淋巴液的流动——腘窝和腹股沟处有丰富的淋巴结。

不健康的饮食、缺乏运动、遗传因素（如慢性踝关节肿胀）等原因会阻碍淋巴流动。在高海拔、飞机上出现腿肿和脚肿，那就是淋巴循环不畅的表现——此时的下肢淋巴液无法抵抗重力回流至心脏。

淋巴按摩的作用就是排出体内淤积的毒素和情绪。当人体经历创伤时（包括性创伤），肾上腺素会激增，创伤记忆就会印刻在边缘系统——杏仁体中，包括事件造成的情感创伤和情感冲动。这些情绪会触发身体释放对抗威胁的激素，对消化系统、生殖系统甚至细胞修复产生长期不良影响。

如果你在瑜伽课上练习鸽子式时莫名大哭起来，你就能明白我说的意思。我们以为自己已经跨过那道坎，但不经意间又被拉回悲伤的情绪中，这时我们才意识到，还有些残留在大脑和神经系统中的情绪被隐藏在身体的某处。

我注意到，对于曾遭受过性虐待的客户来说，按摩师在帮助她们刺激腹股沟淋巴结或腹腔淋巴结时，她们会很敏感。这就是我写本书的原因之一——将身体主权还给自己。我衷心地希望，遭受创伤的女性可以逐渐接受自己的身体，只有这样，才能修复肌肉和组织中的创伤，平衡身心，开始身体和心灵的疗愈。

注意：如果腹腔淋巴结、腹股沟淋巴结被切除或下半身接受过放射疗法，导致腿部淋巴水肿，请参阅本书中腿部淋巴水肿按摩方法，了解必要步骤。

淋巴按摩有助于疗愈性创伤

我在网上的一位客户露西，是一位年轻热情的女性，她对健康养生非常感兴趣，想将淋巴系统知识和淋巴按摩融入日常养生护理中。她自己已经采用干刷身体和玉石滚轮刮脸的方式进行自我护理。但因为接受了太多关于淋巴按摩的知识，她开始对淋巴按摩跃跃欲试。在网课中，我向她介绍了体内纵横交错的淋巴管，当我说到盆腔和腿部的淋巴循环时，她向我吐露了年轻时遭受性创伤的经历。她说，她已经接受了多年治疗，但按摩仍会让她感到不适，因为这样的接触会触发糟糕的记忆。我解释说，人的记忆会长时间储存在身体内，自我淋巴按摩的好处之一是它可以为体液的流动创造额外的动力，从而带走动能不足区域的细胞碎片；另一个好处是，当你给自己按摩时，你其实是在滋养自己的身体，并与之建立积极的联系。从细胞层面来说，疼痛和疼痛缓解是由两种不同的信号引起的，但这两种信号并不一定相互独立。在大脑中，杏仁核中储存记忆的神经元在疼痛或者情绪消极时非常活跃。当身体创伤发生时，杏仁核会记录身体不愉快的情绪。海马体是大脑中储存情景记忆的区域，将短期记忆转变为长期记忆。研究表明，当我们缓解疼痛时，神经元的反应方式已经发生改变，体内的痛苦记忆会减少。所以，我建议我的客户在淋巴按摩时加入冥想和想象。我把一些手法命名为彩虹"新月"，也是希望用具体的意象向杏仁体发出信号，为身体注入积极的能量。我们的手法都是基于科学和生理学的指导。正如我经常说的那样，这个方法两全其美，何乐而不为。

　　两个月的课程后，露西告诉我，定期的按摩正在改变她与自己身体的关系，身心的疗愈悄然开始。我很开心能够帮到她。

步骤 1

刺激左右锁骨上淋巴结，指尖下压锁骨凹陷处，向肩膀下方和外侧轻柔地画 J。重复 10 次。

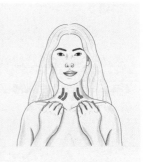

步骤 2

将左手放在腋窝内，食指置于腋窝凹槽内，指尖上压。重复
10 次。

步骤 3

刺激腹股沟淋巴结，共分为 2 步。

①将手放在大腿内侧，向上按摩至大腿根
部。重复 10 次，在另一条大腿上重复上
述动作。

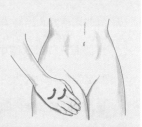

②将手放在大腿外侧，向上按摩至大腿根
部。重复 10 次，在另一条大腿上重复上
述动作。

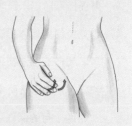

步骤 4

左右腿各抬起 6 次，这样可以刺激腹股沟淋巴结。

步骤 5

腹式呼吸：先做几次深呼吸，为下肢创造一个真空吸力效应。双
手放在腹部，吸气到腹部，吸气时，腹部像气球一样扩张推向手
掌，呼气时，放松腹部。重复 10 次。

步骤 6

清理了"地漏"(淋巴结)之后,就可以按摩双腿、膝盖、小腿、脚踝和双脚了。按摩大腿,可以一次按摩一条腿,也可以双腿同时按摩,共分为 4 步。

①按摩大腿内侧:从膝盖内侧向大腿根的方向重复画小 C 按摩。重复 5 次。

②按摩大腿外侧:从膝盖外侧向大腿外侧腹股沟淋巴结方向重复画 C 按摩。重复 5 次。

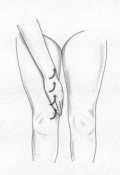

③按摩大腿中部:从膝盖正中到大腿中部朝腹股沟淋巴结方向重复画 C 按摩。重复 5 次。

④按摩大腿后侧:屈腿,双手握住大腿,大拇指朝上,其余四指沿着腘绳肌向上按摩,将大腿后侧淋巴液推至大腿前侧,最后进入腹股沟淋巴结。重复 10 次,按压腹股沟淋巴结 3 次。

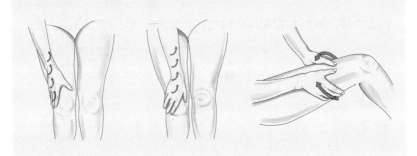

步骤7

按摩膝盖，共3步。

①把手放在膝窝处，上压腘窝淋巴结。重复10次。

②双手放在膝盖两侧，伸展两侧皮肤，向上画C按摩。重复10次。

③将手放在膝盖上，向上拉伸皮肤。重复10次。

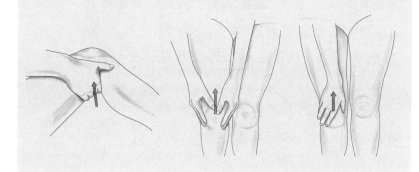

步骤8

按摩小腿，共分为4步。

①按摩小腿外侧：将一只手放在脚踝外侧，从脚踝外侧朝着膝盖的方向重复画小C按摩并同时按压。重复5次。

②按摩小腿内侧：将一只手放在脚踝内侧，从脚踝内侧往膝盖的方向重复画小C按摩并同时按压。重复5次。

③按摩小腿中部：一只手轻握脚踝，朝着正上方的膝盖画小C按摩并按压。重复5次。

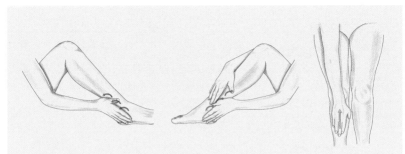

④按摩小腿后侧：一只手轻握脚踝，向膝窝的方向按摩，停留在膝窝处，上压刺激腘窝淋巴结。重复5次。

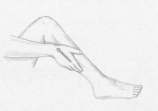

步骤9

按摩踝骨，这个区域很容易堵塞，所以可以多花些时间排出淤积的淋巴液，共分为3步。

①双手放在脚踝外侧，向上重复画C按摩。重复5次。

②双手放在脚踝内侧，向上重复画C按摩。重复5次。

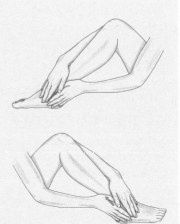

③一只手放在脚踝内侧，一只手放在脚
踝外侧，同时向上按摩。重复 5 次。

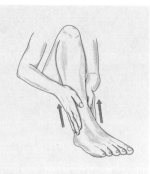

步骤 10

按摩双脚：将手掌放在脚背上，向上按摩至踝骨。重复 10 次。

步骤 11

将指腹插入大脚趾脚缝中，这里是一个
淋巴反射点，手指依次插入所有脚缝中。
重复 5 次。

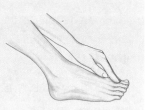

步骤 12

重复步骤 10：按摩双脚。

步骤 13

一只手放在脚底的脚枕上，另一只手放
在脚背上，双手同时按摩 20 次。

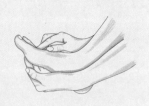

步骤 14

按反向顺序重复步骤 6 — 10：从双脚按摩至小腿，再到腹股沟淋
巴结。

步骤 15

重复步骤 3：刺激腹股沟淋巴结。

步骤 16

重复步骤 1：刺激左右锁骨上淋巴结。

步骤 17

在另一条腿重复步骤 1 — 15。

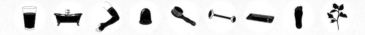

运动损伤按摩方法、术前保健和术后恢复按摩方法、瘢痕组织恢复按摩方法

所有的损伤都有一个共同点：炎症。如果你曾经扭伤过脚踝或经历过骨折，就知道伤处肿胀是愈合的必经过程。如果你曾经做过手术或有淋巴结摘除的经历，那么淋巴管可能已经损坏或者被切断，伤处肿胀、疼痛、麻木和敏感通常会持续很长一段时间。

运动损伤、肌肉酸痛和恢复

近几十年来，职业运动员在训练、大型比赛和运动损伤后接受按摩，已然成为康复的一部分。医生、理疗师和运动教练也建议采用淋巴引流加快愈合。

德国的一项研究表明，手法淋巴引流对跑步运动后肌肉酶（帮助细胞执行必要功能的蛋白质）血清水平有一定影响，淋巴引流按摩后肌肉酶下降更快。他们还比较了淋巴按摩和瑞典按摩后伤处恢复的时间。结果表明，接受淋巴按摩的患者比接受瑞典按摩的患者恢复更快，炎症更轻。

我们都知道锻炼和运动的重要性，但大多数经常锻炼的人几乎都有受伤的经历。受伤后身体会产生连锁反应，伤处无法再履行其生理功能，未受伤的强壮肌肉会取代受伤的肌肉，比如，上臂前侧的肱二头肌比后侧的肱三头肌发达得多。剧烈运动还会导致肌肉中乳酸堆积过多，甚至发炎，淋巴按摩可以加快乳酸的代谢。

如果你运动受伤了，务必暂停锻炼，当然这可能会对你的精神造成一定伤害，特别是如果你习惯了锻炼带来的积极情绪和身体影响。改变日常生活规律对你来说可能是一大挑战，因为这会降低应激激素皮质醇水平。此外，由于淋巴系统是由肌肉收缩推动，暂停肌肉运动可能会导致淋巴滞留。

在得到医生许可的前提下，遇到这样的情况，可以采用自我淋巴按摩帮助伤处恢复。伤口愈合后瘢痕组织也会阻碍恢复，炎症仍有可能持续很长时间。如果你能进行淋巴引流，保持良好的心情，适度运动，就可以刺激新细胞的生长，缩短康复的时间。淋巴按摩还能加快应激激素代谢，帮助你保持愉悦的心情。

伤处疼痛缓解后，可按照与受伤部位相关的淋巴按摩方法进行练习。例如，如果是脚踝扭伤，请参阅四肢疼痛之腿部按摩方法；如果是手腕受伤，请参阅四肢疼痛之手臂按摩方法，依此类推。

术前保健和术后恢复按摩方法

经历手术是需要进行淋巴引流的首要原因之一。在术前和术后进行淋巴按摩对神经系统有极好的治疗作用，可以促进免疫细胞在全身的循环，加快康复，同时降低受感染的概率。

外科医生在手术过程中经常会切断错综复杂的淋巴管网络。无论是选择性手术（如面部整容、抽脂、腹部整形或鼻整形）还是必要性手术（如膝关节或髋关节置换、剖宫产、切除癌组织或淋巴结），都会对浅层淋巴系统产生一定影响。

做过手术的人都知道，术后康复会出现炎症，还有瘀伤和疼痛。一些医生会在术前和术后建议患者接受淋巴引流，以加快术后愈合。术前自我淋巴按摩可以加快淋巴循环，进而减少瘢痕组织和瘢痕增生（纤维化组织）形成。术后，一定要在切口完全愈合并得到医生的许可后，再对伤处进行按摩。切记不要在未拆线时按摩伤口，得到医生许可后可根据自己的需求选择合适的方法。例如，如果你做过乳房手术，请参阅乳房淋巴水肿按摩方法；如果你做了腹部整形，请参阅腹部按摩方法；如果你做了髋关节置换术，请参阅四肢疼痛之腿部按摩方法；如果你做过面部手术，以下任何一种方法都会对你有益：耳痛按摩方法、美肤按摩方法、头痛按摩方法、喉咙充血和疼痛按摩方法。

注意：如果你做过淋巴结切除术、肿块切除术或接受过放疗，或有患淋巴水肿的风险，请咨询认证淋巴水肿治疗师。在你开始淋巴按摩练习前，请让医生或治疗师判断你是否可以练习这些方法。

瘢痕组织恢复按摩方法

曾经有人告诉我，可以给自己厌恶的人写一封信，然后再把信烧掉，这样我就不会因为讨厌这个人而将自己情绪的掌控权交给对方。我确实写了信，也烧掉了，自己却因此进了医院——手指三度烧伤。（如果你想创建一个类似的边界，我建议你把对方的名字写在纸上，折成一个小方块，放进冰箱里。这就好比是将那个人冻结在你的生活之外。当然，这样做也更安全！）我的手指上留下了一道很深的伤疤，伤疤边缘参差不齐。因为我几乎每天都会在客户身上使用消除瘢痕组织的按摩方法，所以我也在自己身下开始了一天三次，持续几个月的自我练习，结果令我震惊。我的伤疤逐渐消退了，连我自己都看不出烧伤的痕迹。

因为伤疤会阻碍淋巴液的流动，大多数经过认证的淋巴水肿治疗师都能进行伤口护理或者伤疤清除的工作。我处理过数以千计的伤疤，同时也会教客户如何自行减少伤疤。但我也在客户身上观察到，生理上的伤疤同心理上的伤害相互联系。身体创伤通常会导致心理创伤，神经系统很难应对心理上的创伤。疾病、手术、事故在造成生理创伤的同时也会严重影响患者的心理健康，未经处理的心理创伤会停留在身体中。当要从生理层面消除伤疤时，我们的情绪可能更容易波动，所以需要更多支持。

从物理层面讲，疤痕会阻碍淋巴液的流动，它们甚至可能将器官包裹起来。以下方法可以减少伤疤的破坏性，软化纤维化组织，减少疤痕周围的瘢痕疙瘩（皮肤中过多的蛋白质导致瘢痕组织块状隆起过度生长），坚持练习可以改变伤疤处淋巴液外流通道，加快淋巴循环。

在按摩疤痕之前，必须确保伤口已经完全愈合。大多数医生认为伤口会在 8 周内完全愈合，但在开始淋巴按摩之前，一定要先得到医生的同意。

步骤 1
确定疤痕所在区域接收淋巴液的淋巴结位置。例如，如果是脚上有疤痕，大腿上方的腹股沟淋巴结和膝盖后方的腘窝淋巴结就是需要特别刺激的地方；如果是手上做过手术，就需要刺激手肘淋巴结和腋窝淋巴结；如果是乳房手术后留下的疤痕，建议大家参考本书中乳房淋巴水肿按摩方法。

步骤 2
轻轻按摩疤痕周围、上方和下方的淋巴结。

步骤3

按摩疤痕，伤疤淋巴按摩的力度会比其他方法大一些，也可以根据各自的喜好选择按摩油。根据疤痕形成的时间长短，按摩时可能会感受到皮下有一些坚硬的纤维化组织，坚持按摩，可以控制瘢痕组织扩大，共分为5步。

①按摩切口上方：用指尖在疤痕上方向切口末端做"之"字形按摩，再画C重复按摩一遍。

②按摩切口下方：用指尖在疤痕下方向切口末端做"之"字形按摩，再画C重复按摩一遍。

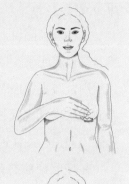

③按摩切口正上方：用指尖在切口正上方画"十"字按摩至切口末端。

④按摩切口两端，多余的淋巴液和纤维化组织容易在这里积聚。

⑤重复步骤3：直接在切口上按摩。

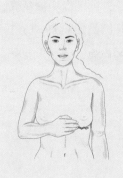
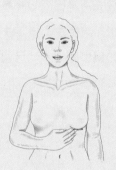
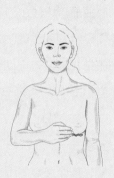

步骤 4

重复步骤 2：按摩疤痕周围、上方和下方的区域。

步骤 5

重复步骤 1：刺激伤处对应的淋巴结。

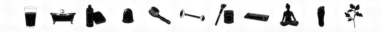

淋巴水肿

　　我在加利福尼亚大学洛杉矶分校医学中心做淋巴水肿治疗师时，认识到了淋巴的强大力量。淋巴水肿是指淋巴液在组织中堆积，导致组织慢性肿胀。淋巴水肿是淋巴系统受阻的结果，通常位于四肢，但也可能影响躯干、头部和身体其他部位。造成淋巴水肿的原因可能是遗传（原发性淋巴水肿是一种先天性疾病，即出生时淋巴系统不发达或发育不良），也可能是身体某个部位遭受创伤或癌症治疗的副作用（继发性淋巴水肿）。其他可导致淋巴水肿的疾病包括脂肪水肿和淋巴丝虫病。脂肪水肿具有遗传性，由体内不正常的脂肪沉积引起——脂肪沉积往往集中在某些区域，最终阻塞淋巴管。淋巴丝虫病是一种通过蚊子传播的寄生虫病，最早发现于热带国家，丝虫通过蚊子进入患者血液，最终阻塞四肢淋巴管。

　　淋巴教育与研究网的研究报告指出，如果手术中切除的淋巴结不超过 4 个，发生淋巴水肿的风险约为 6%，如果切除 4 个以上的淋巴结，风险会上升到 15%~25%。目前至少 30% 的癌症患者患有淋巴水肿，在美国，约有 1000 万人患有淋巴水肿。淋巴水肿虽然不是致命疾病，但患者数量比帕金森病、阿尔茨海默病、肌萎缩侧索硬化症和艾滋病加起来还要多。全世界范围内统计数字更是令人震惊：淋巴水肿可能影响了 1.4 亿~2.5 亿人。

我很早就发现，如果患者一经确诊就开始淋巴治疗并坚持下去，必要时再加上压力疗法，那么不管他们切除了几个淋巴结，淋巴水肿的症状都能得到缓解和控制。这样不仅可以降低患严重淋巴水肿的风险，而且能减少疾病副作用，出现麻木、神经损伤、腹胀、消化不良等病症的概率降低。事实上，医学界建议淋巴水肿患者应尽早治疗，以减少疾病的扩散。

同时，我鼓励淋巴水肿患者关注自己承受的压力强度。随着时间的推移，一些人已经从工作或有害的人际关系中脱离出来，或者已对纠结的感情、怨恨释怀。我还敦促他们养成良好的健康习惯，包括饮食、睡眠和日常锻炼。他们中的许多人还需要一些额外的支持，比如，绷带、压力衣或加压，以便患者在家中继续保持治疗效果。这种多种疗法相结合的治疗方案有助于患者恢复活力，为他们带去希望。

淋巴水肿的治疗被称为淋巴引流综合消肿疗法，通常由经过培训认证的淋巴水肿治疗师在医院或康复诊所进行。治疗师认为，减少淋巴炎症最有效的方法是教会患者自我护理

（手法淋巴引流以及在第五章中会讲到的饮食、压力、锻炼、皮肤和指甲护理等）。学会自我护理，是保证治疗效果的最佳途径。

　　注意：如果已患有淋巴水肿或有患上淋巴水肿的风险，请先咨询认证的淋巴水肿治疗师。在你开始淋巴按摩练习之前，请让医生或治疗师判断你是否可以练习这些方法。

血压袖带和淋巴水肿

　　如果你接受过乳腺癌治疗，可能会被告知避免在患乳腺癌的同一侧测量血压或进行静脉注射。这是因为血压袖带可以起到像止血带或高压局部压迫的作用，如果使用不当，可能会导致高危肢体收缩。同样，在抽血过程中，要避免针头反复刺穿皮肤，这会增加组织水肿的概率并留下一个开放的伤口让细菌进入。由于淋巴水肿是一种进行性疾病，如果必须采集血压或血样，应在未患水肿的肢体采取。

手臂淋巴水肿按摩方法

　　这个方法（以及后面介绍的乳房淋巴水肿按摩方法）是专门针对因乳腺癌治疗而可能患上淋巴水肿的人，以及那些已经被诊断为淋巴水肿的人而设计的。术后，患者手臂可能立马出现不同程度的肿胀，也可能是在几年后才会出现。如果你或你认识的人有患淋巴水肿的风险，可与认证淋巴水肿

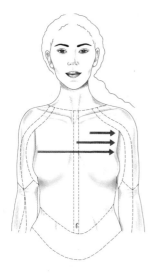

治疗师联系。

如果腋窝淋巴结被手术切除或遭受辐射损伤，一些人会经历手臂麻木和炎症。越早开始淋巴按摩，就越容易控制淋巴水肿的发展，不要等到出现肉眼可见的肿胀时才开始。出现明显的肿胀时，淋巴系统已经比正常时膨胀了近一百倍。在我的职业生涯中，曾有一位客户的腋下被切除了 40 个淋巴结，但通过持续的压力疗法和淋巴按摩，四肢并未出现肿胀。

注意一下自己在电脑和手机上花费的时间，长时间使用电子产品可能导致手臂液体停滞，甚至患上腕管综合征。这个方法对上肢淋巴的流动非常有益。

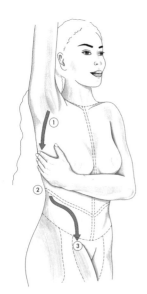

如果你有患淋巴水肿的风险，就需要将淋巴液转流移到另一组淋巴结。该按摩方法类似四肢疼痛之手臂按摩方法。这个方法中的额外步骤包括刺激吻合口（吻合口在此处是指收集淋巴液的淋巴管）。

我们体内有两个淋巴吻合口。第一个是双腋淋巴通道，该通道穿过一侧

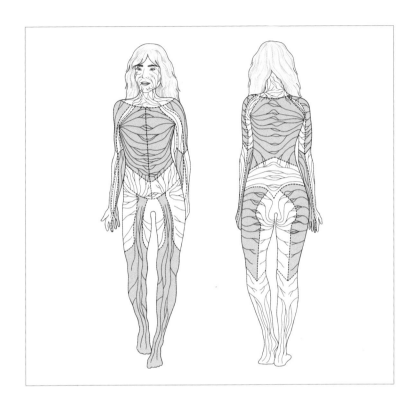

腋窝到达另一侧腋窝；第二个是腋窝－腹股淋巴通道，它从腋窝向下延伸至腹股沟淋巴结。

　　注意：背部实际上也有一条连接两侧腋窝的淋巴通道，与前胸通道相对。但这一区域在淋巴按摩时不方便刺激。如果实在想试试，可以将一块布包裹在干刷上，然后在后背上轻轻地从一侧腋窝刷向另一侧。

步骤 1

刺激左右锁骨上淋巴结：手指下压锁骨的凹陷处，向肩膀下方和外侧轻柔地画 J。重复 10 次。

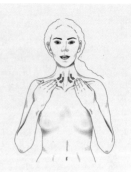

步骤 2

刺激颈部淋巴带：双手放在肩膀上，手肘指向前方。吸气，呼气时肘部下垂，指尖放在肩膀上。重复 5 次，这有助于将淋巴液从颈部后侧推向颈部上方淋巴结。

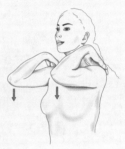

步骤 3

刺激未受影响一侧的腋窝淋巴结，如果右侧患乳腺癌，则左侧为未受影响一侧。如果两个乳房都有乳腺癌，可刺激两侧腋窝淋巴结和两侧腹股沟淋巴结，将淋巴液引流至另外的淋巴通道——两侧腹股沟淋巴结，共分为 3 步。

①将手掌放在未受影响的腋窝内，食指放在腋窝凹槽处，向上轻柔按压。重复 10 次。

②将手掌向下移动至躯干一侧，这里长有乳腺组织，淋巴引流非常重要，用手掌将侧胸推向腋窝。重复 5 次。

③上举手臂，将手放在腋窝处，下压 5 次，放松手臂。

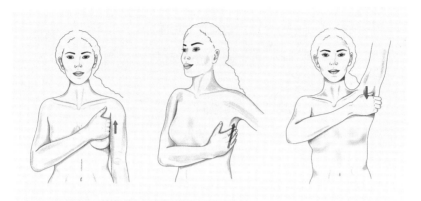

步骤 4

刺激两腋淋巴通道，部分乳房的淋巴液会流入胸部中央的淋巴结，所以在刺激两腋淋巴通道时，这些淋巴结也能得到刺激，共分为 3 步。

①将手掌置于未受影响的乳房上方，指尖朝向未受影响的腋窝，朝着未受影响的腋窝方向轻柔地画彩虹。重复 5 次。

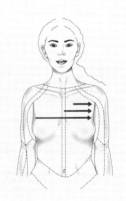

②将手放在胸部中心，指尖朝向未受影响
的腋窝，朝着未受影响的腋窝方向，轻柔
地画彩虹。重复 5 次。

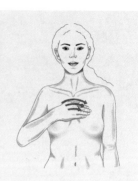

③将手放在患侧乳房上方（患癌的一侧），
朝着未受影响的腋窝方向轻柔地画彩虹。
重复 5 次。

步骤 5

重复步骤 3：刺激未受影响腋窝的腋窝淋巴结。

步骤 6

现在，刺激患侧的腋窝，即患癌症或淋巴水肿的一侧：将手放在
患侧腋窝内，食指轻放在腋窝凹槽内，轻轻上压按摩腋窝淋巴
结。重复 10 次。

步骤 7

刺激患侧腹股沟淋巴结，为其做好准备，接收躯干的淋巴液，共
分为 2 步。

①将手放在患侧大腿内侧上方，向腹股沟
方向画 C 按摩。重复 10 次。

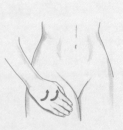

②将手放在大腿外侧上方，向大腿根方向
画 C 按摩。重复 10 次。

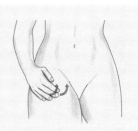

步骤8

刺激患侧腋窝—腹股沟淋巴通道：从患侧
腋窝轻轻滑向腹股沟淋巴结，再从腋窝按
摩至腹股沟淋巴结，共分为 3 步。

①将手掌放在患侧腋窝下方，从腋下向腰
部方向画 C 按摩。重复 5 次。

②把手放在腰上，从腰部向腹股沟淋巴结
方向画 C 按摩。重复 5 次。

③将手放在髋骨上方的小腹上，向腹股沟
淋巴结方向画 C 按摩，就像瀑布坠下一
样。重复 5 次。

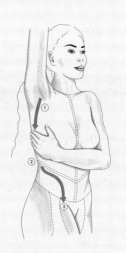

现在，你已经打通了通往未受影响一侧的通道，只需在患侧使用
手臂淋巴按摩，即可将淋巴液改道引流。

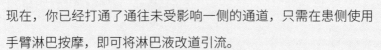

步骤 9

将手放在受影响一侧的肩膀上，向颈部方向画 C 按摩。重复 5 次。记住，引流的方向是锁骨淋巴结，不要让液体顺着手臂流下，我们的手法是为了将手臂的淋巴液引流回去。

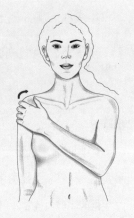

步骤 10

手掌从上臂外侧滑向肩膀，重复 5 次。再从手肘开始，从外侧重复画 C 按摩至三头肌和三角肌，最后到肩膀，像是在手臂上画波浪。重复 5 次。

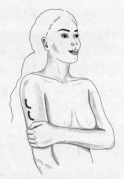

步骤 11

重复步骤 9：从肩膀向上画 C 按摩。

步骤 12

用手沿患侧上臂内侧向上按摩，重复 5 次。再从肘窝开始，沿着内臂向上重复画 C 按摩至二头肌，最后到外臂和肩膀。重复 5 次。上压腋窝 5 次。即便腋窝处的部分淋巴结被切除，手臂上的淋巴液仍会流入腋窝其他淋巴结进行过滤，为了不使腋

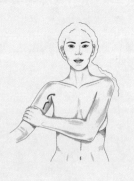

窝处淋巴结超负荷工作，我们可以从上臂内侧按摩至上臂外侧，
再到锁骨。

步骤 13
用手按摩患侧的手肘、肘窝：将手掌放在
肘窝处，力度均衡地向上画 C。肘窝处有
淋巴结，接收来自前臂和手掌的淋巴液，
因此，在按摩前臂之前应先刺激肘窝淋巴
结。重复 10 次。

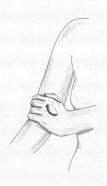

步骤 14
从手腕轻柔地滑向前臂，重复 5 次。重复
画 C 按摩前臂内侧和外侧。将手掌放在手
腕，向上轻捋皮肤，你可能会感觉到皮肤
下有一层液体。记住，少就是多，所以不
必太用力，捋至手肘处即可。重复 5 次。

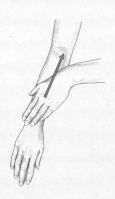

步骤 15
重复步骤 13：按摩肘窝，重复 5 次。

步骤 16

手掌轻握患侧手腕，按摩手腕上方和下方，手掌保持在同一位置上，无须移动。如果你握得够紧，或许能感受到淋巴液从手掌流向手腕，无须紧张，这恰恰证明淤堵的淋巴液已经开始流动。由于我们经常过度使用手机和电脑，重复性劳损使这一区域容易发炎。重复 5 次。

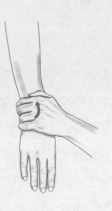

步骤 17

从患侧手掌向手腕的方向画 C 按摩，重复 5 次。

步骤 18

患侧手臂上举，举过头顶，按照顺时针旋转几圈，然后逆时针旋转，可以从一个小圈开始，如无不适，可以画大圈转动手臂。

步骤 19

双手五指交叉按摩，从指尖到指根。
重复 5 次。

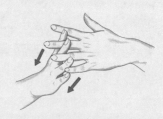

步骤 20

分别按摩每根手指：将未受影响一侧的五指合拢，逐一按摩患侧五指，从指尖到指根。重复 10 次。

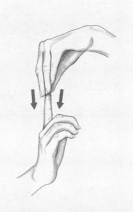

步骤 21

重复步骤 17：按摩手掌。

步骤 22

重复步骤 16：按摩手腕。

步骤 23

重复步骤 14：按摩前臂。

步骤 24

重复步骤 13：按摩肘窝。

步骤 25

重复步骤 12：按摩上臂。

步骤 26

重复步骤 6：刺激患侧腋窝淋巴结。

步骤 27

重复步骤 8：刺激腋窝—腹股沟淋巴通道。

步骤 28

重复步骤 4：刺激两腋淋巴通道。

步骤 29

重复步骤 1：刺激左右锁骨上淋巴结。

步骤 30

做深膈肌呼吸：采取你认为舒服的姿势，双手放在腹部上，做 10 次腹式呼吸，吸气时腹部扩张推向手掌，呼气时放松腹部，这有利于将淋巴液改道推向腹股沟淋巴结。

　　注意：如果患有淋巴水肿，请在开始新的运动方案之前咨询认证淋巴水肿治疗师。

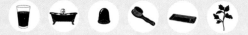

淋巴按摩缓解淋巴水肿

我的一个客户莎琳，在乳腺癌术后接受放射治疗时找到我。除了乳房下方肿块切除留下的疤痕外，她的腋下还有淋巴结切除后的伤口。因为治疗，患侧乳房有轻度炎症、结节和痛感，所以患侧活动受限。我一个月见她 2 次，大约持续了 6 个月，每次都会教她自我淋巴按摩的方法。她通常每周做 3 次自我淋巴按摩，但也会因为忙于照顾小孩减少次数。每次上课，我都能通过她乳房的肿胀程度猜测她是否坚持自我淋巴按摩。莎琳自己也能看出区别，她对我说她非常惊讶，仅仅几分钟的淋巴按摩就能让症状得到改善，乳房的痛感减轻了，手臂的灵活度也增加了，原本在术后几乎"瘫痪"的手臂终于有所好转。她还高兴地告诉我，她的身体也变得轻盈起来，整个人都更健康了。

乳腺淋巴水肿按摩方法

如果你接受过乳腺癌治疗、淋巴结切除或放射治疗，患侧乳房很容易出现淋巴肿胀和瘢痕组织。乳腺炎症可出现在术后（甚至活检后）或术后几年内。当淋巴系统受损或被部分切除时，剩余淋巴结会负担过重，无法有效清除组织中的废弃物，进而容易患上淋巴水肿。自我淋巴按摩可以提高身体灵活度，修复软组织损伤。

注意：术后将原本由患侧乳房过滤的淋巴液改道至另外几个淋巴结区域是以下方法的重点。同时，我建议与手臂淋巴水

肿按摩方法一并练习。手臂自我淋巴按摩可以减少手臂炎症的发生。

现在，我们已经知道腋窝淋巴结接受来自躯干前后以及乳房组织的淋巴液。乳房中的部分淋巴液也会流入胸骨处的乳腺淋巴结。如果你有患淋巴水肿的风险，则需要再增加一个步骤，将淋巴液转移到未患癌症一侧的腋窝淋巴结，以及患侧腹股沟淋巴结。如果两个乳房都有癌症，则需要将原本由两侧腋窝过滤的淋巴液沿着身体躯干转移至腹股沟淋巴结。我们将改道路径称之为"尼亚加拉瀑布"。当我们将淋巴液转移到其他淋巴结后，就可以减轻淋巴系统的负担。我们可以刺激已知的两条大淋巴管通道，也可以打开另外的淋巴通道，排出滞留堵塞的毒素。正如本书开头淋巴流向图所示，淋巴结被切除或放射治疗后，淋巴液改道有多种途径，不同学科着重点有所不同。

现代影像学研究表明，即使部分腋窝淋巴结被切除，剩余完好无损的淋巴结仍旧可以过滤淋巴液，所以刺激患侧腋窝淋巴结的步骤也很有必要。每个腋窝有 15~40 个淋巴结，如果有 7 个淋巴结被切除，剩下的淋巴结仍然可以正常工作。还有膈下淋巴结和肝脏处淋巴结也能分担，所以深呼吸在下面的方法中非常重要，这样可以加快淋巴液的流动。如果肿瘤切除后留下瘢痕组织，瘢痕组织会黏附在周围组织上，造成疼痛，使患者活动受限。我建议有这种情况的读者练习本书中运动损伤按摩方法、术前保健和术后恢复按摩方法以及瘢痕组织按摩方法。坚持自我淋巴按摩，可以减少炎症的发生，提高肢体灵活度，手臂、躯干和胸部的感知力也会增强。

注意：练习该方法时，采用双手接触皮肤的按摩方式效果最佳。当然，也可以透过衣物按摩，但如果想要获得最佳效果，最好还是皮肤接触。

步骤 1

刺激左右锁骨上淋巴结：指尖下压锁骨凹陷处，向肩膀下方和外侧轻柔地画 J。重复 10 次。

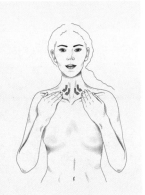

步骤 2

刺激颈部淋巴带：双手放在肩膀上，手肘指向前方，吸气，呼气时肘部下垂，指尖放在肩膀上。重复 5 次，这有利于颈后淋巴液流向锁骨上方的淋巴结。

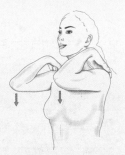

步骤 3

刺激未受影响一侧腋窝淋巴结，如果你的右侧患有乳腺癌，那么左侧就是未受影响的一侧。如果两个乳房都有癌症，则需要刺激两侧腋窝淋巴结以及两侧腹股沟淋巴结。顺序是，先刺激一侧腋窝淋巴结和腹股沟淋巴结，再刺激另一侧，将淋巴液引流至另外的淋巴通道——两侧腹股沟淋巴结，共分为 3 步。

①将手掌放在未受影响的腋窝下，食指轻放在腋窝凹槽内，轻柔上压。重复 10 次。

②将手移至侧胸，这里长有乳腺组织，淋巴引流非常重要，用手掌将侧乳向上按摩至腋窝。重复 5 次，即梳理完一侧躯干。

③上举手臂，将手掌放在腋下，下压 5 次，放松手臂。

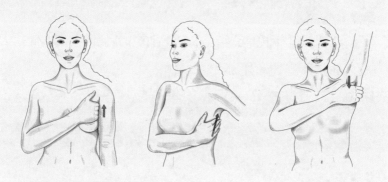

步骤 4

先按摩未受影响的乳房，也就是说，如果是右乳房有癌症，先按摩左乳房，反之亦然。两个乳房都需要按摩，才能更好地疏通胸部淋巴液，缓解炎症，这样的疏通可以产生真空效应，刺激淋巴液流动。将另一只手放在胸部上方，指尖朝向腋窝，朝腋窝的方向轻柔地画 C 按摩。重复 5 次。

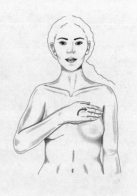

步骤 5

重复步骤 3：刺激未受影响腋窝的腋窝淋巴结，重复 3 次。

步骤 6

按摩未受影响一侧乳房的胸罩线：将一只
手放在胸部下方，指尖指向躯干一侧，像
波浪一样，轻柔地向腋窝方向画 C 按摩。
按照这个顺序重复 3 次。

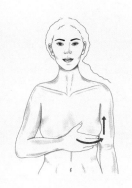

步骤 7

重复步骤 3：刺激未受影响腋窝的腋窝淋
巴结，重复 3 次。

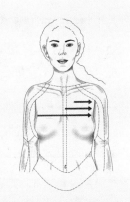

步骤 8

刺激两腋淋巴通道，部分乳房的淋巴液会
流入胸部中央的淋巴结，所以在刺激两腋
淋巴通道时，这些淋巴结也能得到刺激，
共分为 3 步。

①将手掌放在未受影响的乳房上，指尖朝向未受影响的腋窝，朝
着腋窝的方向轻柔地画 C 按摩。重复 5 次。

②将手放在胸部中央，指尖朝向未受影响的腋窝，朝着腋窝的方
向轻柔地按摩。重复 5 次。

③将手放在患侧乳房上方，指尖朝向未受影响的腋窝，轻柔地按
摩整个胸部，从患侧一直按摩到未受影响的腋窝。重复 5 次。

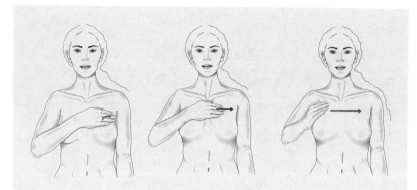

步骤 9

双手指尖放在胸骨上，用手指轻柔地下压肋间凹陷处，再松开，深深地吸气和呼气，这有利于排出肺部气体，刺激乳腺淋巴结。按压时无须用力过大，这里的皮肤很薄，按压也只需作用于浅层淋巴液。这里是心轮的位置，在这里注入接纳、自爱和温柔。重复 10 次。

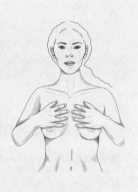

步骤 10

现在刺激患侧腋窝淋巴结，也就是患癌症或淋巴水肿的那一侧。如果切除了淋巴结或接受过放射治疗，患处可能会有痛感、麻木或者肿胀，所以要格外小心，力度轻柔，手掌需要放在 3 处位置。

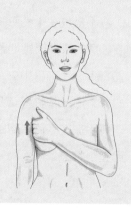

①将手掌放在患侧腋窝下，食指轻放在腋窝凹槽内，轻柔上压。重复 10 次。

②将手移至侧胸，这里长有乳腺组织，淋巴引流就非常重要，用手掌将侧胸推向腋窝的方向。重复 5 次，即梳理完一侧躯干。

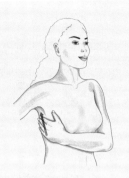

③上举手臂，将手放在腋窝处，下压 5 次，放松手臂。

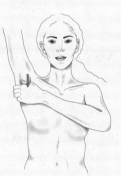

步骤 11

刺激患侧腋窝—腹股沟淋巴通道，即患侧腋窝淋巴结到腹股沟淋巴结，共分为 3 步。

①将手掌放在患侧腋窝下方，轻柔地从腋窝到腰部画 C 按摩。重复 5 次。

②把手放在腰上，轻柔地从腰部向下画 C 按摩至腹股沟淋巴结。重复 5 次。

③将手放在髋骨上方的小腹上，从小腹朝着腹股沟淋巴结的方向轻柔地画 C 按摩。重复 5 次。

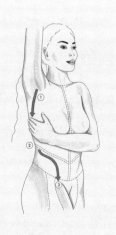

步骤 12

刺激患侧腹股沟淋巴结，使其更好地接收
躯干淋巴液，将同侧手掌放在大腿上，朝
上画 C 按摩。重复 10 次。

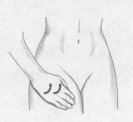

步骤 13

现在，我们已经疏通了淋巴通道，可以按摩患侧乳房了。将手掌
放在乳房上，指尖朝着对侧腋窝的方向轻柔地画 C 按摩。重复
5 次。

步骤 14

按摩患侧乳房胸罩线下方：将另一只手放
在乳房下方，指尖指向躯干一侧，朝着
侧身，轻柔地画 C 按摩，然后沿着侧身
继续向下按摩至腹股沟淋巴结处。重复
3 次。

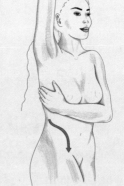

步骤 15

如步骤 10 所示，刺激患侧腋窝淋巴结。

步骤 16

将手掌放在浮肋上，指尖接触肋骨间凹槽
处，吸气时，空气扩张到肋骨；呼气时，
手指顺着肋骨间隙轻柔地画 C 按摩。有
时肋间肌肉也会紧张，可以在这一步上多
花一些时间。胸腔是一个重要区域，保护
着我们的重要器官，所以，一定要温柔地

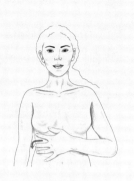

对待它，切记不要用力过猛，仰卧完成这个步骤最为舒适。重复
5 次。

步骤 17

重复步骤 13：将手放在患侧乳房上方，朝着对侧腋窝的方向
按摩。

步骤 18

用手轻捏患侧乳房周围，排出乳头的淋巴
液，乳头是乳房的中心，向四周辐射有许
多淋巴通道。从乳房内侧的淋巴液会流入
胸骨周围的淋巴结，乳房外侧的淋巴液则
会沿着淋巴通道流至腹股沟淋巴结。花点
时间了解自己的乳房。如果乳房出现肿胀
或疼痛，或者一个小囊肿，一定不要按压
患处，而是将自己的注意力集中在这个区

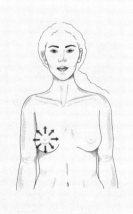

域，用意识去软化它。只有周围组织得到放松，才能减轻疼痛或
囊肿的症状。想象在一个阳光明媚、微风习习的日子里，你的眼
前出现一片美丽的薰衣草。你不想戳花，而是想放松乳房这座山
丘，用温柔呵护的按摩去滋养它。

注意：如果发现肿块等异常，请一定咨询医生。

步骤 19

重复步骤 13：将手放在患侧乳房上方，朝着对侧腋窝的方向
按摩。

步骤 20

重复步骤 14：从患侧胸罩线按摩至腹股沟淋巴结。

步骤 21

重复步骤 10：刺激患侧腋窝淋巴结，重复 5 次。

步骤 22

轻柔地敲击胸骨，这是内乳淋巴结群的所在地，也是胸腺的位
置，T 淋巴细胞在胸腺成熟后可以对抗癌症。当你轻柔地敲击胸
骨时，想象你的胸腺是一朵盛开的玫瑰。

步骤 23

重复步骤 11：疏通腋窝—腹股沟淋巴通道，也就是我们的"尼亚加拉瀑布"。

步骤 24

重复步骤 8：刺激两腋淋巴通道。

步骤 25

重复步骤 3：刺激未受影响腋窝的腋窝淋巴结。

步骤 26

重复步骤 2：刺激颈部淋巴带。

步骤 27

重复步骤 1：刺激左右锁骨上淋巴结。

　　注意：如果患有淋巴水肿，请在开始新的运动方案之前咨询经过认证的淋巴水肿治疗师。

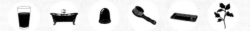

淋巴水肿应注意极冷极热

　　大家可能都听说过这样的说法，冷热交替疗法对免疫系统有好处。尽管一些研究似乎证明了这一假设，但如果你有患淋巴水肿的风险，对此应谨慎行事。几十年来，淋巴医学界一直认为人体应当避免暴露在极端温度下，因为极端温度可能导致组织损伤，如烧伤或冻伤。一项针对妇科癌症幸存者的研究表明，在高温环境下，腿部比手臂更危险。我总是告诉我的客户，在不知晓易患淋巴水肿部位的具体情况前，热疗或冷疗的时间不宜过长。如果你发现易患淋巴水肿部位出现任何轻微的变化，比如，肿胀，应立即停止，甚至完全放弃！如果暴露在酷热或寒冷环境中的时间过长，可能会造成组织损伤，从而使淋巴水肿恶化。这包括桑拿、泡浴和提高体温的局部热疗。

下肢淋巴水肿按摩方法

　　如因腹部、结直肠或生殖器官的癌症而患上淋巴水肿，腹部、腹股沟的淋巴结被切除，或者下肢接受过放射治疗，则需要再增加一个淋巴按摩，即四肢疼痛之腿部按摩。（我们把这个过程称为淋巴改道，即淋巴液流入另外的淋巴结群，也就是旁侧的集合淋巴管，我在第一章中曾讨论过。）

　　就好比在高速路上开车，如果目的出口关闭或者拥堵，我们就可以选择另外的出口，虽然会造成不便。淋巴液也不止一个"出口"，我们可以让淋巴液转移到另外的淋巴结。这就是

我们之前经常说的刺激淋巴通道，也就是为淋巴液打开另外
一条通道。

　　如果患有腿部淋巴水肿和静脉曲张，请先咨询医生静脉
曲张是否需要治疗。静脉曲张可以通过穿压力袜来缓解，在
治疗静脉曲张的同时，还可以减少组织中的淋巴液滞留，改
善淋巴水肿的情况。

　　注意：如果因为癌症治疗患上淋巴水肿，或可能患上淋巴水
肿，或患有脂肪水肿、丝虫病以及腿部有不同程度的肿胀，请先
咨询经认证的淋巴水肿治疗师。在开始淋巴按摩练习之前，请让
医生或治疗师判断是否可以采用这些方法练习。

如何打通两处淋巴通道

　　腹股沟—腋窝淋巴通道：从患侧腹
股沟淋巴结向上按摩髋部、侧身，直至
腋窝淋巴结。比如，如果右腿肿胀，则
从右侧腹股沟淋巴结按摩至右侧腰部、
右侧腋窝，然后刺激腋窝淋巴结。

　　腹股沟—腹股沟淋巴通道：从患侧
腹股沟淋巴结按摩至未受影响一侧的腹
股沟淋巴结。例如，如果右腿肿胀，从
右侧腹股沟按摩至左侧腹股沟，再刺激
未受影响一侧的腹股沟淋巴结。

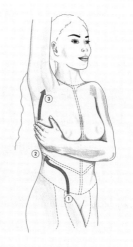

　　打开未受影响一侧的淋巴结，并疏通接受淋巴液的通

道后，便可以开始四肢疼痛之腿部按摩了。

注意：如果患有淋巴水肿，请在开始新的按摩方案之前咨询经认证的淋巴水肿治疗师。

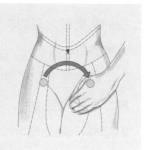

姑息治疗

抚摩，是所爱之人在临终时我们可以给予他们最好的礼物，当然，还有我们的陪伴和爱。在职业生涯中，我见证过许多人弥留时的模样并尽力减轻他们的痛苦。我发现，他们的家人急切地希望自己所爱之人能在生命的最后一程走得安详，尽量减轻他们的痛苦。如果能找到一个专业的临终关怀团队，对临终之人会有很大的帮助，因为他们接受过专业的训练，对临终时人所经历的生理和心理波动十分了解。

我在本书前面章节曾提到过，我的母亲在我 13 岁那年去世。所以，我经常思考：如何让我在自己弥留之时，不管是身体上还是精神上都做好准备，没有遗憾地离开？我知道，没有人愿意受苦，也不愿意看到所爱之人遭受痛苦。

淋巴按摩是一种神奇的抚摩方式，既温柔又滋养身体，不失为临终关怀的一种选择。但也要注意，有的人并不喜欢被抚摩的感觉，所以一定要先询问他们的意见，满足他们的愿望。

　　如果你已经养成了淋巴按摩的习惯，弥留之人在旁侧，握住他们的手或脚，或者轻柔地抚摩他们的后背。你不需考虑太多条条框框的东西，比如，遵循什么样的按摩原则，因为你已经养成了淋巴按摩的习惯，你已经知道如何轻柔地抚摩。听从他们的意见，跟随你的直觉，你便知道应该把手放在哪里。即使只是按摩几分钟，也能减轻他们的痛苦。

　　我相信，最后你能做的最无私的事情是参加逝者的葬礼。为什么这是最无私的行为？因为逝者已经不知道你会出现在那里，你出现，是因为心中的爱。从我的经验和经历来看，对临终之人而言，我们能做的，便是陪伴在侧，向他们表达我们的爱、友谊或者为他们做几分钟减轻痛苦的按摩。

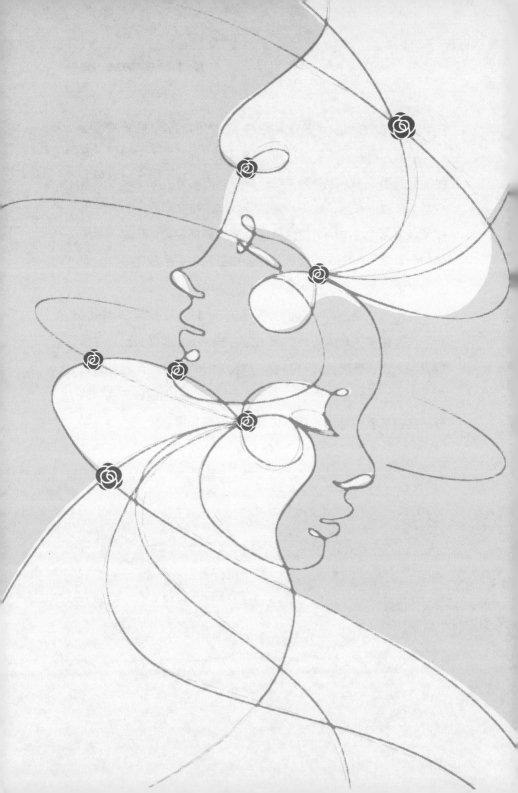

第三部分

淋巴整合疗法

第五章

促进淋巴流动的自我护理方法

促进淋巴健康有 5 个方法。在前面的几章中，我们集中讨论了第一个方法，也是我的主要专业领域，即淋巴引流和按摩。其他 4 个方法——饮食和补充水分、皮肤护理和身体护理、压力疗法以及运动，对淋巴健康来说也至关重要。这些方法可以提升淋巴按摩的效果。当我的客户了解到他们生活方式的各个方面对他们淋巴系统的健康都会有很大影响时，他们都愿意做出改变，以达到最佳效果。不管你是养生行家，还是刚刚了解这一概念的新人，我都希望这一章提供的信息能帮助你把身体健康和情绪健康联系起来。你会找到可以完美配合你的淋巴自我护理习惯的疗法，它可以增强你的免疫力、促进消化、改善皮肤状态，并帮助你实现"内部流动通畅，外表光彩照人"的愿望，这也说明你的淋巴很健康。

方法 1: 淋巴引流

淋巴按摩不仅能帮助你的免疫系统正常工作，而且能让你身体内部的清洁系统运行顺畅。到目前为止，我希望你已经尝试了一些自我淋巴按摩方法。每周做几次简单的自我淋巴按摩和几次深呼吸会促进淋巴循环，这样做有助于减少炎症，改善消化，让你更加精力充沛，并有助于将积累的毒素排出体外。持续练习这一自我护理技巧会让你从内到外感觉更舒适。

方法 2: 饮食和补充水分

选择健康的食物是你自己可以掌控的，不过如你所知，我们大多数人并不总是遵循完全健康的饮食习惯。在大多数情况下，我们甚至不知道我们的三餐中隐藏着一些有害的化学物质，比如，杀虫剂、除草剂、抗生素或给牛吃的激素。

这就是自我淋巴护理的意义所在。选择吃什么是最简单和最有效的方法之一，这对减少慢性炎症和利用食物的抗癌特性来维护身体健康有着长期的影响。

新的研究表明，有针对性的饮食计划有助于控制淋巴系统疾病，如淋巴水肿和脂肪水肿，可能给淋巴系统减负。这些研究为那些想要减轻淋巴瘀滞症状的人带来了希望。其中一个饮食计划是生酮饮食: 吃大量脂肪、适量蛋白质和非常少的碳水化合物，这样你的身体会燃烧脂肪作为它的主要能量来源。这会使身体进入一种叫生酮的代谢状态，这种代谢状态会降低血糖水平并将脂肪在肝脏中转化为酮，反过来又为大脑提供能量，从而帮助减肥。另一个饮食计划是血型饮食。我的一些客户通过使用血型饮食，成功减重，血压也下降了，减少了黏液堆积，减轻了关节炎症状，改善了睡眠呼吸暂停的情况并促进了消化。前提是不同血型的人处理食物的方式不同，所以每种血型的食物都会被分为"有益的"、"中性的"或"不宜食用的"。

淋巴医学界的进一步研究表明，饱和长链脂肪酸（存在于乳制品脂肪、椰子油、棕榈油和其他植物油中，如花生油、菜籽油和红花油）的摄入越少，对淋巴系统越就有好处。这种脂肪几乎可以使肠道产生的乳糜量增加一倍，并且每天还会使淋巴系统额外增加两升液体，这肯定会大大减缓淋巴运输。人体对中链和短链脂肪酸（存在于水果、蔬菜、豆类、一些坚果、种子和全谷物中）的处理方式不同，它们通过小肠的毛细血管更直接地进入血液中。这样一来，就不会产生额外的液体，使淋巴系统发挥最佳功能。

我解释这些概念是因为作为一个淋巴理疗师，我总是告诉我的客户，为了让他们的淋巴达到最健康的状态，找到一个健康的、能坚持下来的饮食计划很有必要。这样做可以让你的每日淋巴按摩达到最佳的效果。毕竟，身体的所有系统都是相互关联的，当你呵护一个部位时，身体其他部位也会产生连锁反应。

建议食用的食物

 首先要多吃天然食品，少吃加工食品，多吃蔬菜、豆类和水果等更复杂的碳水化合物，少吃糕点和糖果这类简单的碳水化合物。你可能已经知道了这个原则，但是这事应该不断强调，因为一旦它不被提及，我们就很容易回到老的方便的模式当中——不知不觉间，你已经在纳闷，为什么胃会发炎，为什么早上醒来的时候会充血。在你没有意识到的时候，你摄入的食物可能会减缓淋巴的流动。

下面这个清单肯定会有遗漏，不过它简单列出了一些化合物，尤其是天然食物中发现的抗炎物质（它们可以提供有益的营养，并能促进微循环），尽量在日常饮食中多加入这些食物。

·生的蔬菜和水果。它们含有酶和抗氧化剂，可以帮助身体分解毒素，能够让毒素更有效地排出体外。

·紫色和红色的水果。所有浆果（别忘了蔓越莓，它有助于促进新陈代谢，分解多余脂肪）、甜菜、樱桃、枸杞、李子、卷心菜和西瓜都含有强力抗氧化剂、维生素 C 和维生素 K，而且大多数都富含硒。

·绿叶蔬菜。深绿色蔬菜含有叶绿素，起着清洁作用，对血液和淋巴流动有益处。绿叶蔬菜包括西蓝花、羽衣甘蓝、菠菜、蒲公英叶、芥菜、小麦草和芜菁叶。

·海藻。海藻含有纤维和丰富的矿物质，有助于减肥和肠

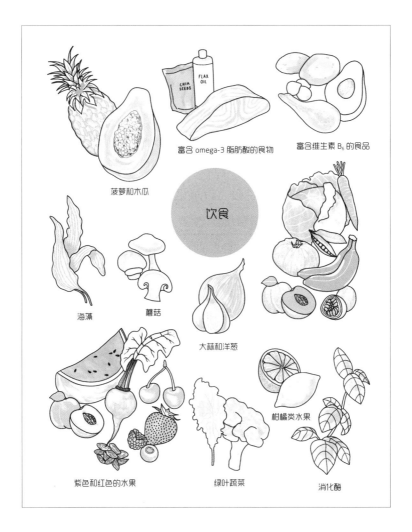

富含 omega-3 脂肪酸的食物

富含维生素 B₆ 的食品

菠萝和木瓜

饮食

海藻　　蘑菇

大蒜和洋葱

柑橘类水果

紫色和红色的水果　　绿叶蔬菜　　消化酶

道健康。海藻还富含维生素 A、B、C、E 和铁，碘的含量也很丰富，有助于发挥甲状腺功能。

　　·菠萝和木瓜。这两种水果含有强力抗炎、助消化的菠萝蛋白酶。我的许多客户在手术后服用菠萝或木瓜提取的补充剂以帮助消肿。

·柑橘类水果。橙子、葡萄柚、橘子、柠檬等水果中含有助消化的酶和维生素 C，对肝脏也有好处。特别是果皮上的白色橘络中含有香叶木甙（地奥司明），这是一种植物化学物质，可以增加淋巴微循环，改善血管健康。地奥司明也是一种静脉张力调节药物，可用于改善血管功能。

·蘑菇。蘑菇是一种强力抗氧化剂，它们富含硒，可以防止细胞损伤。蘑菇还富含维生素 B 和维生素 C，有益于增强免疫力，促进消化，帮助健康细胞生长和更新，并可以防止细胞和组织受损。

·富含维生素 B_6 的食品。它们有助于抵抗炎症，增加白细胞和 T 淋巴细胞。你可以从香蕉、鲑鱼、火鸡、金枪鱼、土豆、鹰嘴豆、鳄梨和榛子中获取这种维生素。

·富含 omega-3 和 omega-6 脂肪酸的食物。如富含脂肪的鱼、鱼油（鲭鱼、鲑鱼、沙丁鱼、鲱鱼）和种子（奇亚籽、亚麻籽），这些食物有助于减少炎症和清除身体内的脂溶性废物，而且这些食物可以对免疫系统的 B 型白细胞的功能产生积极影响。

·果胶。这是一种叫多糖的淀粉，存在于水果和蔬菜的细胞壁中。果胶具有消炎作用，可以给微生物群提供营养，修复肠道内壁，帮助解决便溏问题，降低"坏"的低密度脂蛋白胆固醇水平，并能与汞相结合，帮助肾脏更快地将其排出体外。果胶富含于柑橘类水果、香蕉、浆果、百香果、桃子和番茄等水果中，以及甜菜、卷心菜、胡萝卜、青豆、欧洲防风和豌豆等蔬菜中。

· **大蒜和洋葱**。它们含有对血液和免疫系统有强大药用价值的化合物。几个世纪以来，人们一直在利用它们抗细菌和抗病毒的特性，感冒或感染病毒时记得好好利用它们。大蒜已被证明对心脏、血压、胆固醇和骨关节炎有帮助。洋葱也有抗真菌的特性，并含有抗癌化合物。它们富含槲皮素（一种黄酮类抗氧化剂），这是一种抗炎药，可以对抗自由基，对感染新型冠状病毒的患者也有疗效。虽然大蒜有助于刺激淋巴系统，但是一定不要过量食用，因为大量食用会导致某些人群的胃部不适。

· **消化酶**。因为大部分免疫系统在肠道中，如果消化功能差，身体会很难排出废弃物。消化酶和带有苦味的食物等可以帮助身体更快地分解食物，清除可能在肠道中堆积起来的毒素，比如，甘草根、茴香、牛蒡根、罗勒、姜、蒲公英、薄荷、肉桂、益生菌。

· **绿茶**。绿茶有太多好处了！它是一种效力很强的抗氧化剂，可以防止细胞损伤，也具有抗癌的作用。它富含多酚，可以减少炎症，还可以增加血液中的抗氧化剂水平，这对心脏大有裨益。它还能促进血液流动，加快新陈代谢，所以通常会用于淋巴排毒和减肥。绿茶中所含的咖啡碱也是瘦身油的主要成分。绿茶中的儿茶素化合物有助于保护大脑神经元。

· **锌**。锌是维持健康免疫系统的宝贵元素。红肉、某些海鲜、家禽、豆类、坚果和全谷物可以提供锌，但素食者可能需要额外补充锌。如果身体缺锌，你可能更容易生病。研究证明，锌可以减少体内的炎症标志物。

避免食用的食物

下列食物可能引发身体内的炎症。这些食物通常是高热量食物，对血糖水平有不利影响，且纤维含量低，会导致便秘等肠道炎症问题，应尽量避免食用这些食物！

·**所有加工食品，包括烘焙食品。**这些食品通常糖分高、盐分高、含反式脂肪或氢化脂肪（会提高"坏的"低密度脂蛋白胆固醇水平，导致动脉狭窄和硬化，增加患心脏病或中风的风险）或添加防腐剂等化学添加剂。这些都不是人体易消化的食物。

·**肉类，尤其是红肉。**肉类富含饱和脂肪和被称为内毒素的细菌毒素。这些内毒素的细胞壁或脂多糖被释放到血液中，会刺激免疫系统并引发炎症反应。它们会破坏肠壁，激活能够引发炎症（如克罗恩病和溃疡性结肠炎）的分子。如果偶尔吃肉，尽可能选择草饲肉和谷饲肉，这类肉富含有利于人体吸收的铁、硒、锌、维生素 A 和亚油酸（有消炎作用），它们是有机肉，不会像其他肉类那样含有危险的抗生素。

·**牛奶制品。**牛奶制品的主要问题是高水平的饱和脂肪，引起的问题和肉类引起的问题相同。此外，许多成年人无法正常消化乳糖（这种糖天然存在于所有奶制品中），进而导致腹胀、排气或消化不良。大规模养殖的奶牛经常被注射激素，而这些激素也会进入牛奶中。

·**糖**。应该尽可能地减少白糖的摄入量。白糖不仅没有任何营养价值，而且没有被代谢掉的多余糖分会转化为脂肪。如果患有淋巴水肿或其他淋巴疾病，也应该控制天然糖的摄入量。不过，如果偶尔想在食物中增加一些甜味，可以选择天然糖，如枫糖浆和蜂蜜等，天然糖含有有益的微量营养素，而精制糖则没有。

·**面筋蛋白**。这是一种炎症蛋白，常见于小麦、大麦和黑麦，更常见于面包、谷物制品、烘焙食品和谷类食物。对有些人来说，面筋蛋白会改变肠道细菌和肠道功能，损害小肠内壁。在这种情况下，身体吸收主要营养的能力就会下降。这对那些患有乳糜泻、自身免疫疾病、糖尿病、肠易激综合征和其他胃肠疾病的患者尤为糟糕。

·**盐**。根据美国心脏协会的信息，成年人每天只需要 1500 毫克的盐——但美国成年人日均盐消耗量超过推荐量的两倍。过量摄入盐会使水分堆积，从而导致腹胀、浮肿和肠道微生物群潜在失衡，进而引发炎症。无论你有什么淋巴疾病，减少盐摄入都至关重要。

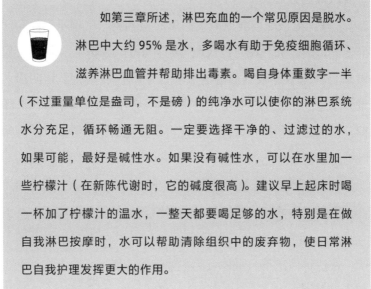

多喝水!

如第三章所述，淋巴充血的一个常见原因是脱水。淋巴中大约 95% 是水，多喝水有助于免疫细胞循环、滋养淋巴血管并帮助排出毒素。喝自身体重数字一半（不过重量单位是盎司，不是磅）的纯净水可以使你的淋巴系统水分充足，循环畅通无阻。一定要选择干净的、过滤过的水，如果可能，最好是碱性水。如果没有碱性水，可以在水里加一些柠檬汁（在新陈代谢时，它的碱度很高）。建议早上起床时喝一杯加了柠檬汁的温水，一整天都要喝足够的水，特别是在做自我淋巴按摩时，水可以帮助清除组织中的废弃物，使日常淋巴自我护理发挥更大的作用。

抗炎草药

某些草药因其抗炎和抗菌特性，改善淋巴微循环和增强免疫力而闻名。在服用任何草药前，请咨询你的医生、经认证的自然疗法医师、草药医师、阿育吠陀疗法医师或中医师，不要自行诊断。

抗炎草药

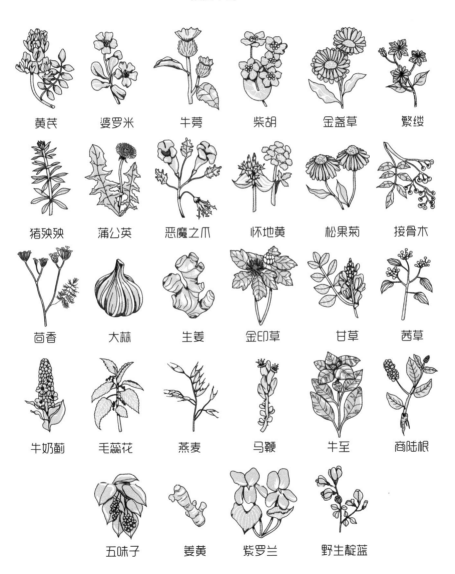

黄芪　婆罗米　牛蒡　柴胡　金盏草　繁缕

猪殃殃　蒲公英　恶魔之爪　怀地黄　松果菊　接骨木

茴香　大蒜　生姜　金印草　甘草　茜草

牛奶蓟　毛蕊花　燕麦　马鞭　牛至　商陆根

五味子　姜黄　紫罗兰　野生靛蓝

方法 3：皮肤护理和身体护理

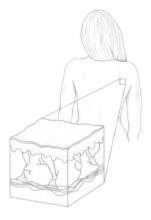

对皮肤进行适当护理对淋巴系统的健康来说至关重要。皮肤是最大的淋巴器官，它不断吸收空气中的污染物，是抵御入侵者的一道重要防线。大多数淋巴管和毛细淋巴管就在皮肤表皮下，它们吸收有害的化学物质，并通过淋巴系统进行过滤。当皮肤干燥或皲裂时，细菌就会进入皮肤，使皮肤感染蜂窝组织炎，这种炎症会导致淋巴液阻滞。如果你感觉皮肤紧绷，那可能就是脱水了。多喝水可以滋养和浸润你的细胞，有助于淋巴循环。

使用无毒和有机护肤品

你涂在皮肤上的东西大约有 60% 会被淋巴系统吸收。这就是为什么选择清洁安全的护肤品和家庭清洁产品很重要。

寻找无毒和有机的产品，这些产品的成分越少越好。对于皮肤护理，我建议选择 pH 值低、pH 酸碱度接近皮肤的酸性保护膜的产品，这样的产品有助于保持皮肤光滑，防止皮肤干燥。使用 pH 值为 5 或 5 以下的保湿产品，可以保护皮肤免受有害微生物、细菌和污染物的侵害，同时还能提供必要的水分。例如，有机摩洛哥坚果油是一种有效的保湿剂，很少引发刺激或产生毒性。未经加工的有机乳木果油是另一个很不错的选择，实际上它也是许多昂贵护肤品的基础成分。

　　仔细阅读标签，了解你所使用的护肤品，尤其是儿童使用的产品。如果护肤品含有化学成分和合成成分，那么你要了解它们是什么成分！防晒霜中使用的一些化学成分，如氧苯酮，曾被认为具有神奇的防晒伤效果，但科学家后来发现，这些化学成分会干扰内分泌，可能致癌，在许多国家已经被禁止使用。某些防腐剂，如对羟基苯甲酸酯，也与某些癌症相关，它们是模拟雌激素的内分泌干扰物。欧盟在个人护理产品中禁止或限制使用 1400 多种化学物质，而美国只禁止 49 种。美国联邦政府自 1938 年以来就没有更新过这份名单！这个可悲的事实解释了为什么甲醛等有毒化学物质仍然可以隐匿于常见的美容用品当中，包括指甲油、直发产品和睫毛膏。美国环境工作组（www.ewg.org）等网站提供免费数据库，对数以千计的个人护理产品进行评级，帮助消费者在选择产品时做出明智的选择。强烈建议你清点一下浴室柜和浴室架上的美容用品，做出一些必要的调整。你的淋巴系统会感谢你的！

泡澡的好处

好好地在浴缸里泡个澡是放松的好方法，同时也能强化你的淋巴系统。我通常会建议我的客户在做一次淋巴按摩后泡泻盐浴，这样做可以增强排毒的疗效。此外，泡澡有助于激活副交感神经系统，使

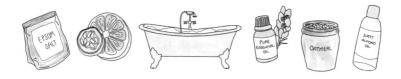

身体从压力的有害影响中恢复过来。

市面上有很多增强沐浴效果的产品，如沐浴油、凝胶、沐浴盐和沐浴球。如果你想在泡澡时添加一些特别的东西，请务必小心谨慎，一定要阅读产品标签。我推荐使用泻盐，它是含有亚硫酸盐和镁的化合物，可以通过一种叫作"反渗透"的过程将毒素和重金属排出体外。用泻盐泡澡可以减轻炎症，促进循环和消化，操作起来也非常简单。甜杏仁油、金盏花和燕麦都可以很好地舒缓肌肤。如果你喜欢泡个香香的澡，也可以加几滴单方精油。不同的精油有不同效果：薰衣草、玫瑰和洋甘菊精油特别适合放松；柠檬、薄荷和迷迭香精油有助于缓解充血；当我想要好好放松一下的时候，鼠尾草精油和依兰精油是我的首选，有时间的时候，我也会把黄瓜和葡萄柚切成片扔进浴缸里。

只需在浴缸里放好热水，倒入两大杯泻盐，让其溶解。你可能需要稍微往下滑一点，这样水可以没过颈部的淋巴结，时不时坐起来，让你的头部从热气中露出来一会儿。浸泡至少20分钟，以获得更佳效果，一定要在洗澡期间和洗澡后多喝水。泻盐足浴也很好，众所周知，泻盐足浴可以促进淋巴循环。在水桶或盆里倒上热水，加入一杯泻盐，将脚泡入水中，尽情享受就好了。

注意：如果你是糖尿病患者，不要使用泻盐，因为泻盐会使皮肤干燥，使本来存在的足部问题恶化。如果你患有淋巴水肿，用接近体温的水泡脚，不要用热水。

沐浴配方

如果你想让泡澡更有仪式感，这里有几个简单的个性化配方，既有疗效，又能让你感觉非常放松！

排毒浴：两杯泻盐、半杯苹果醋、四分之一杯小苏打（可以帮助消除细菌、气味、酸味，并缓解皮肤过敏症状，包括瘙痒、肿胀和念珠菌感染），以及任何你喜欢的草药（我推荐洋甘菊和金盏花）混合在一起，就成了排毒用的沐浴盐。苹果醋中的酸会与毒素相结合，帮助清除体内毒素，而钾元素则有助于分解黏液，清理淋巴结。在浴缸里放上热水，加入你配制的排毒浴盐，泡15~20分钟，然后淋浴冲洗。这样泡澡特别有利于运动恢复、缓解肌肉酸痛和排毒。

肺部清理浴：在浴缸里放好热水，倒入两杯泻盐，再加入几滴桉树精油（如果手边正好有一些新鲜的桉树叶，你可以把它们放进浴缸里），泡至少20分钟。众所周知，桉树可以缓解上呼吸道问题，而且是非处方类胸口舒缓按摩膏中会用到的成分。如果鼻塞或是想要清除鼻涕，你可以在淋浴间挂一些新鲜的桉树叶子，在洗澡前用蒸汽蒸一下房间，这样桉树叶的药性就可以扩散到空气中。

自制面膜

脸部浮肿可能预示着淋巴阻塞。除了本书中
"让肌肤容光焕发"这一方法外，面膜还有助于减
轻因皮肤泛红或紧绷导致的淋巴流动减缓。众所周
知，黏土面膜有助于减轻炎症，使皮肤重新焕发光彩。黏土
可以用于身体的任何部位。死海泥、熔岩黏土、浮石和膨润
土含有各类矿物质，美容师用它们来清洁和恢复面部的微生
物群落的原因就在于此。

· **黏土面膜**。将少量纯膨润土放入碗中。加入大约两茶匙
苹果醋和足量的水，混合成光滑的糊状。涂抹在皮肤上，等
待 20 分钟。面膜变干时，你会感到皮肤紧绷。这是正常的！
用温水和柔软的洗脸巾擦去面膜。

注意：苹果醋可能会使皮肤感到灼热。如果对苹果醋过敏，
就不要把面膜涂抹在脸上。如果不确定自己是否过敏，可以先在
手上测试一下。

· **让人容光焕发的面膜**。将一个打好的蛋黄（或半个捣碎
的牛油果）、一汤匙蜂蜜和一茶匙可可（也可加入四分之一茶
匙肉桂粉或姜黄粉）混合。蜂蜜具有出色的抗菌和抗病毒特
性，可以提亮肤色。蜂蜜对修复疤痕非常有效，有助于加速
皮肤细胞的修复。蛋黄和牛油果是有效的保湿剂，也是抗氧
化剂。肉桂有助于减少痤疮和斑点。姜黄的活性成分——姜黄
素具有抗氧化的特性，可以保护皮肤免受自由基的伤害。将

碗中所有的材料搅拌在一起，直到变成顺滑的糊状，均匀涂抹在脸上等待 15~20 分钟，然后洗掉。你会感到非常惊喜：你的皮肤是那么干净，那么富有光泽！

注意：肉桂可能会让皮肤感到灼热。如果对肉桂过敏，就不要把面膜涂抹在脸上。如果不确定自己是否过敏，可以先在手上测试一下。

干刷

干刷是去除死皮细胞、改善皮肤外观（包括皮下脂肪团）、促进细胞更新的非常好的方法。这是一种温和的激活方式，可以刺激神经系统，改善免疫功能和促进淋巴流动。

当死细胞停留在皮肤表面时，毛孔就会堵塞。由于毛孔是皮肤排毒的主要途径之一（通过出汗），堵塞毛孔会给肝脏和肾脏等器官带来额外的负担，并会破坏它们的正常功能。干刷可以疏通毛孔，改善血液循环，促进身体的自然排毒过程，从而改善

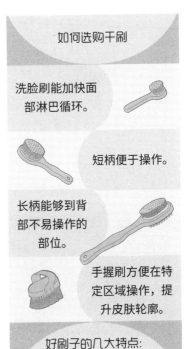

如何选购干刷

洗脸刷能加快面部淋巴循环。

短柄便于操作。

长柄能够到背部不易操作的部位。

手握刷方便在特定区域操作，提升皮肤轮廓。

好刷子的几大特点：
1 天然质地的刷毛
2 触感良好，不伤皮肤
3 有挂绳设计，方便悬挂在浴室

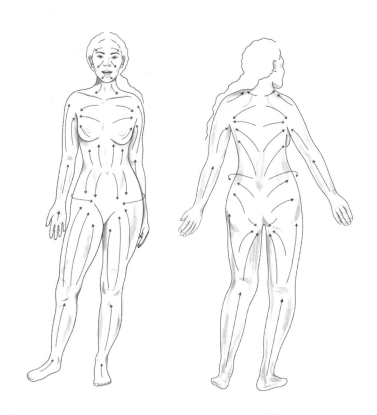

消化功能。我建议轻轻地（不要打圆圈）刺激淋巴管。干刷时
不要过于用力，以免刺激皮肤。

如何干刷

教人们干刷时，我都会向他们展示淋巴分区或特定的区域
以及他们需要刷向哪些相应的淋巴结才能达到最佳效果。首先
按摩淋巴结群，这样做可以促进淋巴循环的真空效应。我建议
每周干刷 2~5 次。干刷后要淋浴，冲洗死皮细胞。你可以时

常用温水和肥皂清洗一下刷子，然后挂起来晾干。一年更换一次刷子。

注意：如果你的皮肤太敏感不能干刷，你可以使用阿育吠陀丝绸干式按摩手套。刷子在网上和大多数健康食品店都能买到。

如何干刷身体

朝心脏方向刷是一个不错的通用规则，不过这里要教给你的是，如何更有针对性地干刷：通过按摩淋巴结并朝淋巴结的方向干刷来刺激你的淋巴系统，从近端刷向远端。

步骤 1

刺激左右锁骨上的淋巴结：指尖压入锁骨的凹陷处，以 J 形手法向肩膀下方和外侧轻柔地按摩。重复 10 次。

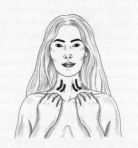

步骤 2

刺激腋下淋巴结：将手放在腋窝处，食指轻轻地放在腋窝沟处，有节奏地上压腋窝。重复 10 次。

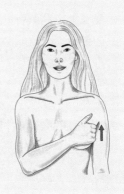

步骤 3

在另一侧腋窝重复第二个步骤。

步骤 4

从手部开始，沿着手臂内侧和外侧，一直刷到腋下淋巴结。在另一侧重复这个动作。

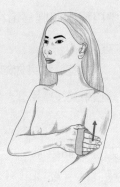

步骤 5

由右侧乳房刷到右腋窝，再由左侧乳房刷到左腋窝。然后，从胸骨和胸部中间向心脏方向刷。

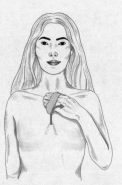

步骤 6

在腹部上按顺时针方向干刷，这是结肠分布的方向，这样做有助于促进消化。

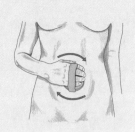

步骤 7

从下背部和两侧腰，刷向腹部。

步骤 8

如果你有一把长柄刷子，你可以用它刷后背，从躯干后部和上背部朝身体前部刷。背部的淋巴液向上流入你的心脏区域。

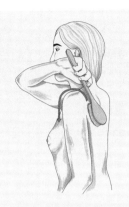

步骤 9

刺激腹股沟淋巴结：把手放在大腿内侧，以 C 形手法轻柔按摩至大腿根。重复 5 次。在另一侧的大腿上重复这个动作。

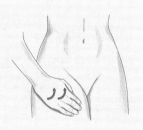

步骤 10

从右膝干刷至腹股沟淋巴结处。干刷膝盖上方、前方和后方，然后向上刷到腹股沟。从小腿刷到大腿，从小腿肚刷到小腿前侧，从脚背刷到膝盖。在左腿上重复以上步骤。

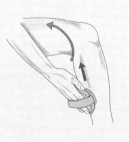

步骤 11

重复步骤 6：以顺时针方向干刷腹部。

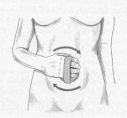

步骤 12

重复步骤 5：向上刷至胸部中间。

步骤 13

再刷一遍腹部，然后从身体中线向上一直
刷到心脏。

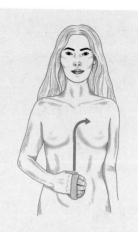

如何干刷脸

建议使用一个单独的、柔软的刷子来刷脸。

步骤 1

用指尖刺激左右锁骨上淋巴结。

步骤 2

从耳朵向下干刷到脖子，再到两侧锁骨的淋
巴结处。重复 10 次。

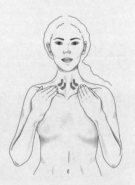

步骤 3

干刷脸部时，从下巴刷到耳朵。重复 10 次。

步骤 4

从脸颊刷到耳朵。重复 10 次。

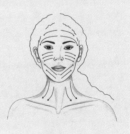

步骤 5

从鼻梁刷到前额，再从前额刷到太阳穴。重复 10 次。

步骤 6

从耳朵上面刷过，然后向下刷到脖子。重复 10 次。

步骤 7

重复步骤 1：用指尖刺激左右锁骨上淋巴结。

　　注意：如有伤口或皮肤过敏时，请勿干刷。

刮痧和滚玉

 　　在过去几年里，美容界越来越流行用刮痧板或玉石滚轮去除脸部浮肿、细纹和皱纹。如果你看过玉石滚轮的教学视频，你会发现美容师告诉你将滚轮从脖子向上滚至面部。这和淋巴引流的方向正好相反！美容师要你将液体输送到面部是因为这样做可以将血液和营养带到面部——循环系统是将血液从身体中心向外输送。

　　淋巴循环与血液循环恰好相反，它是从外围流向心脏。想疏通脸上的淤积堵塞，要先试着用刮痧板或玉石滚轮沿脖子向下推（这和你在第三章中介绍的清理浴缸下水道的道理是一样的）。我建议在用滚轮或刮痧板之前，先用指尖按摩左右锁骨处的淋巴结，让淋巴循环做好准备，这样效果会更好。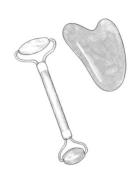

爱护你的指甲

大家都喜欢时不时地做个美甲，但涂指甲油并不总是那么健康。大多数市面上的指甲油都含有有毒的甲醛，甲醛是一种防腐剂，（美国）国家癌症研究所认定其为潜在的致癌物质，其危险性极高，在欧洲已被禁止使用。甲醛不仅会导致指甲变脆，使指甲更容易剥落和断裂，而且会刺激皮肤，在某些情况下导致皮肤过敏。凝胶美甲也有一个问题，大多数用来固化凝胶的美甲灯发出的光都有紫外线，这是一种已知会导致细胞损伤的光，会加速衰老、增加患皮肤癌的风险。如果你想使用指甲油，我建议你找一个无毒的品牌，现在有很多这样的指甲油。如果你有淋巴方面的问题，如淋巴水肿，去美甲沙龙的时候需要采取额外的预防措施，而且要避免与其他客户共用美甲工具。最好是由专业人士来护理你的指甲，尤其是脚指甲，自己修剪甲床边缘的角质层时，要小心谨慎一些，不要划伤皮肤，以避免细菌侵入。如果患有腿部淋巴水肿或者有患此病的风险，那儿最好让足疗师来修剪脚指甲，以避免真菌感染，保持足部卫生。如果患有臂部淋巴水肿或有患此病的风险，最好带上自己的工具去美甲店，而且不要修剪甲床边缘的角质层，用一款不错的角质层保湿霜软化而不是剪掉角质层，也是个好主意，当然还要注意保持良好的手部卫生。

淋巴拔罐

拔罐，就是将球状的小吸罐置于不同的经络穴位上，用于治疗肌肉酸痛、改善血液循环，通常作为针灸的辅助疗法。

淋巴拔罐与传统拔罐类似，不同的是，淋巴拔罐不会将罐子长时间地停留在一处，而是需要不断地移动位置。淋巴拔罐不会像传统拔罐那样在皮肤上留下圆形瘀青。虽然这些瘀青对针灸没有影响，但在淋巴自我护理时要避免——瘀青可能会使这个地方的炎症加重，并对淋巴产生不良影响。

在做淋巴拔罐的过程中，你要在身体的表面移动罐子，按照淋巴流向图将罐子向淋巴结的方向移动。这些罐子会把你皮肤下多余的液体吸起来，在肌肉组织上产生吸力或真空效应。淋巴拔罐可以减轻炎症，让你拥有美容杂志上模特的身材。

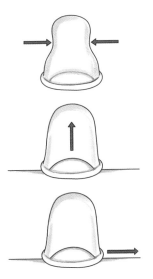

你可以在网上购买拔罐，自己在家里使用。用在脸上和身上的拔罐尺寸有所不同。

如何做淋巴拔罐

步骤 1

用手刺激你准备拔罐部位的淋巴结。比如，如果要在腿上拔罐，就按摩大腿根部皱褶处的腹股沟淋巴结；如果要在脸上拔罐，就要刺激锁骨附近的淋巴结，建议同时做腹式深呼吸来刺激下肢的淋巴流动。

步骤 2

在皮肤上涂些油或润肤乳。

步骤 3

如果你的拔罐是橡胶罐，先挤压罐子，排出空气，然后把罐子放在皮肤上。罐子放在皮肤上就可以松手了，它会轻轻吸住皮肤，产生一种被拉起或吸住的感觉。让罐子停在那里两秒钟，然后推动罐子沿直线向最近的淋巴结移动。每条路径重复 10 次。

步骤 4

分区域拔罐。例如，在大腿内侧向上拔罐 10 次，然后在腿中间拔罐 10 次，最后在大腿外侧。缓慢流畅地移动罐子，小心地向上拉起皮肤。每次拔罐前，一定要先排除罐子的空气，这样才能更好地把皮肤拉起来，避免滑灌。拔罐要从近端到远端，也就是说，在给小腿拔罐之前先在大腿上部拔罐。如果你想专门给某个特定部位拔罐（比如，有脂肪团的部位），可以在那里多花几分钟，移动的幅度也可以小一些。

在脸部拔罐，要从下巴移动到耳朵，从脸颊移动到耳朵，从额头移动到耳朵，然后从耳朵向下移动到脖子，再到左右锁骨上淋巴结。

步骤 5
拔罐结束后再次用手刺激淋巴结。

反射疗法

　　反射疗法是一种古老的疗法，通过按压足部、手部、耳部等特定位置，使能量得到传递，达到清除堵塞、恢复全身活力的功效。下面的反射图标出了所有器官的反射位置和相应的施压点，还标出了局部的淋巴刺激点。

20 世纪 90 年代，我在按摩学校第一次学习了这种疗法，感受到了它的神奇之处。通过按摩脚上特定的点，可以缓解紧张、疼痛和压力，清除体内瘀滞的毒素，促进消化，缓解焦虑，改善情绪。

我们对双脚"寄予厚望"，它们一整天都承载着我们的重量，除了偶尔给脚指甲涂点指甲油外，我们几乎没有护理过它们，脚痛在生活中很常见。如果脚部有结节，则要用比平时淋巴按摩更大的力度来揉开发现的结节。慢慢开始，一点

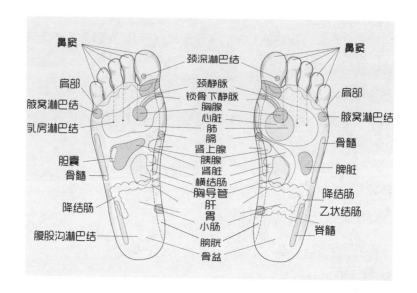

一点地增加力度。

这一方法专门针对身体的淋巴和消化反射点，旨在强化你的淋巴系统。

如何进行反射疗法按摩

一旦看懂反射图，就可以开始按摩了。

步骤 1

彻底清洁手和脚。

步骤 2

坐得舒服些，右手放在右脚背上，从右脚趾根部抚向脚踝。这些是淋巴的反射区。重复 10 次。

步骤 3

将两只手掌分别放在右脚踝的两侧。将淋巴液从脚踝向上引流至腿部的同时，做屈腿和伸腿的动作。这里是生殖区的反射点，坐飞机时，这里通常是最先肿胀的部位。屈伸脚的时候，在有淋巴积聚的地方以 C 形手法轻柔地按摩。重复 10 次。

步骤 4

将一只手掌放在脚背上，在按摩脚底心的同时，向左右两个方向转动你的脚。这可以让消化器官的反射点活跃起来。重复 10 次。

步骤 5

大脚趾缝是乳房淋巴的反射点，用手指按压此处再放松，然后按摩至脚踝。注意是否有痛感或紧张感，花些时间轻柔地用 C 形手法按摩，直到疼痛减轻。重复至少 10 次，然后按摩脚背，从脚趾根部到脚踝。重复 10 次。

步骤 6

参照足底反射图，按摩足部其他反射点，让淋巴循环起来。

·按摩两只脚的结肠反射点以刺激消化，按摩升结肠、横结肠、降结肠、乙状结肠、小肠等的反射点促进排便，这样可以刺激乳糜池和胸导管。

·按揉脾肾反射点。

·按摩膈反射点打通肺部。

·沿着脚内侧按摩。这些是你的脊髓反射点，按摩它们有助于缓解紧张，并能引起休息和消化副交感神经系统的反应。

·再次按摩手臂、腋窝淋巴结和乳房的反射点。

步骤 7

在另一只脚上重复这些步骤。

　　注意：孕妇请勿按压卵巢反射点或虎口处。在做任何反射自我治疗之前，请咨询你的医生。如果你有淋巴水肿，请轻柔按摩。

做好自己的反射治疗记录

　　如果你想记录下有痛感的地方，只需拿出一张白纸，在上面画出你的脚部轮廓，给每只脚做好标记，写上日期。按摩脚时，感觉痛的地方就在纸上画个 X。

　　在按摩时，我有时候会有很多地方痛，但又不可能全都记住，所以我把它们写了下来。这张图也可以作为在第四章尝试做其他自我淋巴按摩的指南，以获得额外的淋巴清理。在按摩的时候，你可能会经历一系列情绪。让它们提醒你关注自己的内心世界吧！

蓖麻油贴

草本药膏，特别是含有蓖麻油的药膏，几个世纪以来一直用于治疗疾病。古埃及人早在公元前 1500 年就将其外用，欧洲医生在 17 世纪就推荐使用蓖麻油贴。

蓖麻油即蓖麻籽油。蓖麻原产于印度、非洲和地中海地区。它富含有利身体健康的蓖麻油酸，其化学结构与我们体内可以减少炎症的前列腺素相似，一直被用作泻药、伤口愈合剂和增强免疫力的药物。

20 世纪，哈维·格雷迪进行了一项双盲研究之后，蓖麻油贴再次受到人们的欢迎。哈维·格雷迪在《自然疗法医学杂志》上的报告称，使用蓖麻油贴能增强免疫功能。现在许多医生认可蓖麻油贴对许多不同疾病的疗效。蓖麻油的消炎和抗菌特性已被证明有以下好处：

·改善淋巴循环；

·通过刺激肝脏、胆囊和胰腺的分泌来平衡胃酸；

·通过刺激胃肠和泌尿器官的蠕动改善便秘，减少腹胀，缓解痉挛；

·改善皮肤状况、乳房囊肿和卵巢囊肿，缓解头痛、经前期综合征的症状；

·增加具有免疫活性的 T 淋巴细胞；

·调节新陈代谢，治疗组织和器官，如肝脏、胆囊、子宫和其他生殖器官；

· 刺激副交感神经的休息和消化反应。

如何制作蓖麻油贴

你需要一块折叠起来的棉布或羊毛法兰绒（大约一码长，最好是未经染色和漂白的）、一块比法兰绒剪得稍微大一点的塑料布（用来接住可能滴下的油）、蓖麻油、一个加热垫或热水壶以及一个容器（用来存放所有东西）。

步骤 1

预热加热垫或热水瓶，把法兰绒放在浴室或厨房水槽里的塑料布上（以防油滴下来），然后用蓖麻油浸透法兰绒。

步骤 2

找个舒服的地方躺下，把蓖麻油贴放在加热垫或热水瓶上，将蓖麻油贴布的一面朝下展开放在腹部、肝脏、胆囊或胸部。

步骤 3

让蓖麻油贴静置 45 分钟到 1 小时。

步骤 4

用溶解了几茶匙小苏打的温水清洁皮肤（其碱性可以中和从体内排出的酸性毒素），关掉加热垫或倒掉热水瓶中的水，将蓖麻油贴放到准备好的容器中，放进冰箱保存。

你可以试着每周使用 3 次蓖麻油贴，连续使用 3 周，然后休息 1 周。也可以用 3 天，停 3 天。如果生病了或者蓖麻油贴正常使用了几个月，请更换新的蓖麻油贴。

注意：蓖麻油仅供外用，不要内服。一些健康食品商店出售蓖麻油贴，你甚至可以找到固定蓖麻

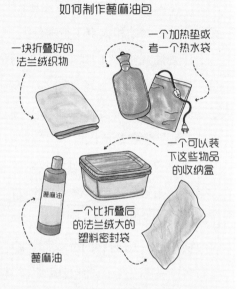

如何制作蓖麻油包

一块折叠好的法兰绒织物

一个加热垫或者一个热水袋

一个可以装下这些物品的收纳盒

蓖麻油

一个比折叠后的法兰绒大的塑料密封袋

蓖麻油

油贴的东西——上面有两条尼龙搭扣，用来固定放在腹部的法兰绒，还有一个小袋子，用来固定加热垫，这样就不需要用塑料布了。

红外生物垫和生物毯，红外桑拿，红外激光和光疗法

红外生物垫和生物毯

红外线生物垫利用远红外光、热和晶体作为天然的解毒、止痛和加强免疫系统功能的用品。

生物垫就是垫子的形状，和瑜伽垫的大小差不多，不过生物垫还嵌入了晶体来传导热量。美国国家航空航天局（NASA）发现，远红外光是最安全、最有益的光波类型。事

实上，这项技术最初是由美国国家航空航天局开发的，目的是安全地给空间站和太空飞行器保温。

和普通加热垫不同，红外生物垫没有伤害皮肤的加热线圈。生物垫内置电磁场（EMF）保护功能。该技术结合了深穿透红外线和能将辐射热均匀地传递到直至人体分子水平的负离子。红外生物垫可以自然缓解疼痛，并使人深度放松。红外生物垫不仅能解毒，而且能放松肌肉，减轻疼痛和僵硬，改善循环。如果你入睡困难，我建议你买一个红外生物垫，价格在几百美元或以上，不过我的许多客户告诉我，这笔钱花得值，因为它可以在 15 分钟内缓解肌肉紧张，让他们睡得更好。使用过的客户说它改变了"游戏规则"，还说他们再也离不开它了。

如果身体不宜承受过高温度，那么你可以将生物垫设置为低温，这样温度就不会超过你的体温。我喜欢用这种生物垫，不过新型号可能很贵！许多水疗中心和商家现在都提供红外桑拿和生物垫服务，只需要象征性地付一点费用，就可以体验这种物理疗法。

红外桑拿

在许多文化中都有排汗这种做法。出汗可以帮助身体排出毒素，这样做可以促进消化、改善肤色。有些健身房和美容院有红外桑拿，看起来和普通干蒸桑拿并无二致，其实它们使用的是不可见的远红外光线，其能量（15 微米至 2 毫米）远低于可见光（400~750 纳米），却有很多好处。

远红外光线可以穿透皮肤表面达到细胞水平，可以降低血液温度，让皮肤焕发光彩，并有助于减重。据说做 30 分钟红外桑拿，可以燃烧高达 600 卡路里的热量。红外桑拿还有助于排毒、缓解疼痛、生成胶原蛋白和白细胞。而且，由于红外桑拿需要良好的通风来排出污浊空气，红外桑拿比传统桑拿更舒适，可以在里面待更长时间。你不会像在传统桑拿浴中那样感到呼吸困难，也不会感到过热。

红外激光

红外激光是一种用于人体的激光，它使用了相同的红外技术，正被引入淋巴医学界，并已被美国食品药品监督管理局（FDA）批准用于淋巴水肿患者，以减轻炎症和肿胀。激光在细胞水平上产生光化学反应，可以穿透肌肉组织并影响细胞代谢过程，这有助于促进血液和淋巴的流动。激光被用来辅助治疗皮肤外伤、运动损伤、肌肉酸痛和韧带扭伤。

注意：如果你有淋巴水肿或淋巴液淤积的风险，请咨询你的淋巴理疗师，以确定桑拿和激光对你来说是安全的。

光疗法

光疗法在关注淋巴健康的人群中越来越受欢迎。这是一种非侵入性技术，它利用电信号和在低电流下带负电荷的光子刺激释放导致细胞簇肿胀和堵塞的结合蛋白质和其他结合剂。光疗法使用特定的波长纠正细胞失衡的电磁电荷。据说它能释放积聚的淋巴液，使它们能更容易通过淋巴管。

这种疗法的理论依据是，淋巴蛋白的相互作用主要是带电的。你可能听说过一种色光疗法叫光谱疗法，它的光谱中有7种颜色。做面部护理时，一些水疗中心会采用这项技术，因为红色、紫色或蓝色的光面膜可以用来清洁面部的微生物群，并减少导致痤疮的细菌。许多公司在自我护理工具中使用这一技术，以帮助消除体内的炎症。光谱中的其他颜色也有不同的益处，通过作用于不同的能量点使身体达到平衡——绿色能使人镇静、黄色能消炎、橙色令暗沉的皮肤恢复活力——而且可以恢复身心健康，不仅适用于脸部，而且适用于全身。

现在你了解了你对淋巴管的脉冲机制能做些什么，这个概念就有了一些意义。研究人员正在研究光疗法在愈合伤口、治愈神经退行性疾病、减少炎症、愈合肌肉损伤以及处理其他疾病方面的疗效来证明其功效。

注意：如果患有淋巴水肿，请咨询获得认证的淋巴水肿理疗师，以确定这一疗法适合你。我不推荐用光疗法代替淋巴排毒按摩或压力疗法。

冥想：一条贯穿每个方法的线

无数的研究已经证明冥想可以减轻压力。医生会告诉你，减轻压力是改善健康状况的重要途径之一。它与饮食、锻炼和睡眠一样重要！我第一次接触冥想是在快 11 岁的时候。长期以来，我感到不知所措、失控或痛苦时，冥想是我随时可以使用并且可以帮助我恢复平静的方法。我开始像对待老朋友一样依赖冥想，冥想可以让我进入自己内心更深层的部分，在那里，我相信一切都会好起来——即使当时看起来并不是这样。

这些年来，我研究过多种冥想方式，包括在禅宗中心和安静的内观静修。尽管我当时头脑中一片混乱，但每一次经历都教给了我保持平静的方法。冥想可以触发有利于治愈的副交感神经系统的功能。冥想时，你会从浅层的胸式呼吸过渡到更深层的腹式呼吸，这样做可以改善你的淋巴循环。培养一种放松大脑、神经和情绪的方法，从长远来看可以减轻压力，改善身体健康。如果你参加过呼吸练习课程或者曾经对它感到好奇，它能给你带来的好处则不胜枚举！深呼吸不仅能改善你的情绪和睡眠，而且据证实也可以刺激淋巴液流动。因此，我开发了一套腹式呼吸练习方法来配合本书中打通心肺和腹部按摩的两个方法。

如何做简单的冥想或创造性的画面想象

小时候我母亲患了肺癌，在她抗癌期间，我学会了这个技巧。我家有一位朋友是正念冥想老师，他到过我家几次，教我们如何进行冥想。他把冥想称为"到达"。你在下文会看到，他的技巧非常简单。首先，他让我们舒服地坐着（躺下也可以）。然后，他让我们倒数并背诵几句让人心神宁静的话。接下来，他让我们在脑海中想象一个治愈空间，这个空间可以是大自然中的一个地方或者其他让我们感到安全快乐的地方。他教我们用让人感到平静的符号、图像和物品包裹住这个空间，让我们感觉好像待在梦想中的家里。每次冥想只持续大约15分钟，但我感觉自己仿佛进入了自己内心深处一个纯净的地方。

直到很多年以后，我长大了，才意识到冥想的目的是将我们引入更深层次的意识状态——创造一个独特的空间，作为我们心灵深处的避风港。现在，30多年过去了，当我需要一些安慰时，我仍然会到那个地方去。直到我长大了，我才懂得学会进入自己内心最深处的价值所在。早期的训练让我拥有了内在的力量和获取直觉的能力。我曾在医院急诊室的病床上冥想，为我所爱的人的健康祈祷，当我感到心绪不宁或失控的时候，我会到我想象中的避难所里去。这样做总能让我感到踏实和宁静。

从小时候起，我便能"到达"我脑海中的同一个地方。这个空间充满了神圣的治愈力量，并让我感到受到了保护。你为自己创造的这个空间完全属于你自己，你不需要告诉任何人。我从来没有和任何人分享过我那个空间的细节，除了我哥哥，因为我们小时候什么都告诉对方。下面的方法将会告诉你如何创造出你可以永远珍惜、属于你自己的快乐之地。

如果你感到焦虑，可以在练习淋巴按摩的时候进行冥想，给予自己无条件的爱。我希望你能创建一个疗愈空间，无论身在何处都能进入。

步骤 1
首先，舒适地坐着或躺着。

步骤 2
闭上眼睛。

步骤 3
做几次深呼吸。

步骤 4
放松面部、下巴和喉部的肌肉。

步骤 5
从十开始倒数。数到九的时候，对自己说："更深地呼吸，进入更健康的心灵层次。"八，七，"更深地呼吸。"六，五，"更深地呼吸，进入更健康的心灵层次。"四，三，"更深地呼吸。"二，一。

步骤 6
数到 1 时，想象自己站在陡峭的楼梯顶端。楼梯可以在任何地方——在薰衣草田里，在白雪覆盖的山峰上，在通向柔软海滩的沙丘上。你明白我说的是什么意思。从楼梯上走下来，边走边对自己说："我现在处于更深层、更健康的心理状态。"

步骤 7

想象你理想的疗愈空间，你梦想中的避难所。走进去……你看到
了什么颜色？你听到了什么声音？出现了什么影像？透过窗户可
以看到热带雨林或山脉吗？……你是在盛开着仙人掌花的沙漠里
吗？……墙上有画吗？……有亲人的照片吗？……墙像新墨西哥
州的土坯墙那样呈拱形吗？……屋顶是像现代农舍一样的尖屋顶
吗？是小木屋还是海上的玻璃暖房？也许阳光灿烂，微风习习。
也许你会看到雨点落下来，看到刚刚下过一场雪，或是看到天上
挂着一轮满月，可以看见满天星斗。

用快乐的感觉填满你的周遭。花些时间在这些细节上，创建一个
属于你自己的神奇梦想中的疗愈空间吧！也许是你自己家的后
院，或者是你在杂志上看到的你梦想中的度假胜地。花点儿时间
在细节上。这里永远是你自己的地盘，所以把它弄得漂亮些。你
怎么进入这个疗愈空间呢？穿过一座秘密花园，从水滑道滑下，
坐旋转木马，还是用高空滑绳呢？

步骤 8

一进入你的疗愈空间，就想象你自己——或者你想要给予疗愈能
量的某个人。我小时候常常想象妈妈身体里的健康细胞在繁殖，
在摧毁癌细胞。后来，我被狗狠狠咬了一口，躺在医院里，我想
象我的伤口在从里到外愈合，接受的药物治疗将保护我免受到全

身感染。在我叔叔生命的最后阶段，我也给予了他疗愈，这样他在生命的最后一刻可以更轻松、没有痛苦地度过。无论你是在公众场合讲话前寻求平静，还是渴望为你的亲人传播光明，进行祈祷，你的疗愈空间都是一个安全的、可以给予你帮助的地方，在那里你可以描摹你的梦想。

步骤 9

当你准备离开时，从一数到三，说："一，我醒来时，我会感觉比以前更好。二，我会非常清醒，非常健康，感觉比以前更好。三，越来越好。"

方法 4：压力疗法

"压力疗法"这个词对淋巴水肿患者来说再熟悉不过了。不过，在过去的十年中，压力服已经变得越来越高科技，并且开发出了新的可供选择的产品：有帮助运动恢复的，有解决轻度水肿（肿胀）的，有针对减肥的，甚至还有孕妇坐飞机时可以穿的压力服。

压力绷带和压力织物对淋巴液流动非常有帮助，是缓解淋巴水肿的一个切实有效的方法。很多人可以通过穿压力袜来促进恢复扭伤或加速选择性外科手术的术后恢复。如果你的工作需要你整日站着，压力袜等也会有帮助。压力袜在坐飞机旅行时特别有用，特别是如果你年龄较大，无法走动，或者有形成血栓的风险。

一些压力织物含有抗菌材料，一些紧身裤使用微珠按摩技术，无论是锻炼还是做日常事务，它们都可以提供额外的压力来推动淋巴液流动。医疗级的压力织物使用一种无弹性材料，这样你的循环就不会中断。它使你的肌肉收缩、放松（和你一起动、一起休息），这是推进淋巴液流动的关键运动。如果天气一热你就会水肿或患上淋巴水肿，那你真的应该了解医疗级压力袜或压力袖。

在压力疗法中，我们常常会使用压缩气泵治疗淋巴水肿。压缩气泵很容易分辨，它们有多个腔室，相继充气，刺激淋巴从远端到近端，朝正确的方向流动。最好和你的淋巴水肿理疗师一起使用，确保能正确使用并找到最适合你的那一款。淋巴水肿理疗师可以帮你确认准备的文件材料合适，确定压缩气泵属于保险支付范围——因为压缩气泵价格昂贵。

还有另外一种泵，通常被称为压缩疗法泵，它看起来像一个睡袋，适合盖在腿和腹部或手臂和胸部上。这些设备最初是为了帮助淋巴水肿患者开发的，现在因其抗炎作用和可以改善运动表现而进入健康领域。这种泵可以模仿淋巴流动的力度，为身体提供轻柔的脉冲。这种设备售价很高，不过你可以在附近找一个水疗中心或健康中心试用一下。

运动健体带或运动机能带

运动机能带是一种康复带子，可以帮助减少肿胀，一个区域发炎的时候，还可以加速这个区域淋巴的流动。这种特殊的带子可以给肌肉和关节提供支持，使它们保持稳定，同时又不妨碍肌肉和关节的活动。在特定方向使用这种带子可以改善淋巴液流动，因为它可以将皮肤微微提起。这种对皮肤的提和拉（类似于用轻柔的手法淋巴按摩时的情况）可以让组织液流动得更加顺畅。把带子绑成 I、X 和 Y 形可以促进循环，减轻疼痛，恢复体液平衡。

我建议你与物理治疗师、职业治疗师或淋巴理疗师一起学习这项技术。

方法 5：锻炼

我们都知道锻炼对心血管系统的重要性，现在你知道淋巴系统是你的第二循环系统。淋巴系统要依靠肌肉的运动推动淋巴液流动和排除毒素，这就是为什么有规律的运动对淋巴来说是一种自然的冲洗方式。身体运动得越多，肌肉的收缩就越可以产生一种内在的、系统性的淋巴反应。

下面的运动配合自我淋巴按摩练习会有非常好的效果。

骑自行车

现在非常流行室内自行车。无论在室内还是室外，骑自行车都是很好的运动，它主要锻炼的是你的核心和腿部的肌肉，这是可以促进淋巴循环的肌肉群里面最难锻炼的部分。我的一些客户已经 80 多岁了，仍然会骑健身自行车来强健肌肉、增强免疫力。无论你是喜欢骑车上山，还是去健身房或者在线跟着教练练习，骑自行车都能增强淋巴循环。

跳舞

跳舞让人快乐，也是最好的减压方式之一。跳舞的时候，你会用到整个身体——四肢、腹部甚至是你的脸，而这样可以让你的淋巴流动起来。当你伸展手臂，把它们举过头顶时，你就打开了腋窝下的淋巴结。当你跟着节拍跳动的时候，淋巴液会流经你的胸部，而你的双腿在让腿部的淋巴液流向心脏。你在跳舞的时候会唱歌，会大笑，这会促使膈肌收缩，可以增强肺部的功能和促进消化。

我在实践中发现，我的客户开始定期进行淋巴自我护理时，也会关注自己的情绪状况，会在生活中更快乐、更自爱。我相信跳舞和大笑是给你的整个身心注入一点（或是很多）快乐和爱的最快的方式。此外，你在社交时，大脑会释放催产素——这甚至会让你更想去跳舞！

普拉提

普拉提运动方法的发明者约瑟夫·普拉提最初称其为控制疗法。他认为，通过用精确的动作培养力量，可以使人恢复身体健康。普拉提主要使用呼吸的力量，配合所有的肌肉群，特别是核心肌肉群，来激活每个系统和每个细胞。他开发普拉提的目的是提升体力，改善身体的柔韧性和姿势并增强心理意识。

在过去的 5 年里，我的个人工作室一直开在一家普拉提馆内。许多客户在我同事们的帮助下，安全地减轻了炎症，我亲眼看到了成效。虽然有一些特定的运动可以增加淋巴液流动，比如，做瑜伽，但在垫子上做一整节普拉提课程有助于排出身体组织中堆积的毒素。

弹跳和蹦床

弹跳对你的淋巴系统非常好，它像一个对抗重力的泵，推动淋巴液向上流向心脏，这有助于排出毒素和细菌。这是我最喜欢的对淋巴健康有益的锻炼方式之一。

站在蹦床上时，你的身体总是在努力保持平衡，几乎每个肌肉群都会被用到，这可以锻炼你的核心肌肉群，还有助于提升身体的协调性。在给淋巴提供增强免疫功能所需刺激的同时，你也能燃烧额外的卡路里，并改善大脑的神经连接。弹跳是非冲击性的运动，它比跑步，特别是在人行道上跑步，对关节的冲击力更小，还可以防止骨密度下降。和游泳一样，长期进行弹跳训练你也能感觉到你的肺活量增加了。只需弹跳 5~10 分钟，就能对心血管功能和体力产生持久的影响。这是一种可以燃烧脂肪和增强活力的有趣方式，连我的孩子们都喜欢它！

如果你没有地方放蹦床，那么跳绳也是一种可以很好地刺激淋巴液流动的运动。

游泳

所有淋巴学方面的专业人士都认为，游泳是最有益于淋巴系统的锻炼，水的压力就像一台压缩机，可以对你的淋巴管进行适度按压。水的密度是空气的 800 倍，这种挤压可以刺激淋巴管，引起血管收缩反应（我们在第一章中已经介绍了），将淋巴液推送到全身。游泳不仅能有效燃烧卡路里，而且能同时锻炼你所有的主要肌肉群——手臂、腿部、臀大肌和核心肌肉群。游泳还有助于促进循环，排出毒素，减少炎症，同时对关节没有损伤，因此游泳是一种很好的伤后低强度运动。像弹跳一样，游泳可以增加肺活量，增强骨密度。如果能在海里或咸水池里游泳，那就更好了。盐会增加水的浮力，而且不会像用氯消毒过的泳池那样有那么多毒素。

我经常听客户说，当他们经常游泳时，肿胀就会大大减轻。大多数社区游泳池都提供水上运动课程，也可以在游泳时使用防水耳塞。

太极和气功

太极常被称为"运动中的冥想"，这是一种以武术为基础的古老的身心练习方法。它在强身健体的同时，还能让头脑保持平静，集中精力。流畅的运动将你的身体和呼吸联系起来。我的按摩老师教我利用这个练习让我的身体可以在我从事一份对体力要求很高职业的同时保持稳定和一致。太极拳强度低，适合多少年龄的人练习。对患有癌症的客户来说，在饱受病痛的人的治疗期间练习太极也大有裨益，因为练习太极有助于缓解压力和焦虑。

我的老师还教我们练气功，气功也可以理解成"生命能量的产生"或"驾驭你的能量"。气功的动作也很缓慢，专门通过控制呼吸和运动来疗愈（你自己和他人）。用心练习其中一种或两种都是有益的，因为它们是与你内心的自我疗愈力产生联系的温和而美妙的方式。

甩脂机

你可能在健身房里见过各种尺寸和特点的甩脂机：有些是摆动的，有些是转动的，有些是上下移动的，还有一些是各种动作的组合，锻炼时可以配合使用。研究表明，它们有助于减缓脂肪堆积，加快新陈代谢，缓解疲劳。它们还可以给肌肉供氧，帮助改善平衡。对于淋巴水肿患者来说，使用甩脂机低速挡也是一种低强度的安全运动，这就是一些认证淋巴水肿治疗师在治疗中使用甩脂机并在淋巴医学界中推荐它们的原因。

在甩脂机上锻炼，会加速血液流动和淋巴循环，因为它会增加淋巴管的泵送作用。这是一种安全的增加骨密度的方法，不会有因高冲击运动而导致肌肉骨骼损伤的风险。人们经常在运动环境中使用它们，用以提高血清素水平并使神经系统受益。

步行锻炼

步行永远是将运动带入生活中的最简单的方式。无论什么时候走路，你都是在给肺部充氧，促进淋巴系统运转，给你的生活带来快乐、连通、创造力和判断力。

走路是一种可以促使淋巴液流动，但不会对关节造成损伤的温和的运动方式。既然你知道主要的淋巴引流点位于身体的各个关节部位，想一想走路时身体的各个部位是怎么活动的——摆动手臂会刺激腋窝下的淋巴结，小腿和大腿动起来会推进淋巴液流动，脖子在左右转动欣赏风景。

任何年龄的人都可以步行锻炼。我有一些正在接受癌症治疗的客户说，只要有力气，他们就会在街区里走一走。我告诉他们，这太棒了，因为他们在促进淋巴循环，同时也在提高自身的免疫力。

步行有益于淋巴健康

我曾经有一个 86 岁的客户，她的脚踝莫名其妙地肿了。我询问她是什么时候注意到这些症状的。她告诉我，最近她的狗死了，所以她就不再每天出门散步 3 次了。我告诉她，随着年龄的增长，我们的血管壁会变得缺乏弹性，使淋巴液更难向上流动。少走路这个简单的改变造成了她的淋巴液淤积。等她学会一些简单的自我淋巴按摩技巧且重新开始散步时，肿胀就会消退了。

举重训练

这是一个生理学上的事实——平滑肌收缩（在做重量训练时会使你的肌肉得到锻炼）会推动淋巴液流动。研究人员还发现，重量训练对淋巴水肿、脂肪水肿和脂肪团患者有益，因为它可以减少脂肪细胞并且有可能排出该部位的多余淋巴液。

好多年前，我刚开始当淋巴水肿治疗师的时候，对有淋巴水肿风险的人的指导方针是：他们不可以举起超过 4.5 千克的东西。这一建议在过去几十年中已经发生了变化。新的研究表明，举重训练不一定会增加肢体的体液量，这意味着有监督指导的举重训练有着积极的效果。

关键是慢慢开始，这样你的身体就不会因为尿酸的积累或炎症而无法承受。利用弹力带和赛乐弹性阻力带是一种很

好的低强度的运动方式，可以通过阻力增加骨密度，而不用
担心造成重复性劳损。如果你有患淋巴水肿的风险，建议你
与一位淋巴水肿治疗师一起制订一个对你来说安全的计划。

瑜伽

我教授瑜伽已有 20 多年，自己也练了 30 年
了。这是我最喜欢的淋巴系统锻炼方式，因为它
要用到全身的肌肉，进而增加通过单向淋巴管
的淋巴泵送，淋巴运动也有其特定的姿势。例如，倒立可使
淋巴回流到心脏，而扭转身体则能推动淋巴流过腹部。调息
呼吸法，类似于"深层腹式呼吸法"，有助于增加肺活量和
提升消化能力。不过，其实所有的瑜伽动作都会让淋巴流动
起来！

有很多方法可以调整你的瑜伽练习来帮助你度过健康状
况不佳的时期、衰老过程和不好的精神状态。我常说淋巴排
毒和瑜伽类似：许多人最初尝试它是为了美容——但是他们之
所以能坚持下来是因为瑜伽改变了他们的身体状况，并且在
许多其他方面提升了他们的幸福感。

结束语

　　不断流动的淋巴液具有令人难以置信的强大能力，它能够清除体内的毒素和废物并能提高人体免疫功能。我对淋巴健康领域一直极感兴趣的原因是，它能够不断地为人们提供新的途径，使人们能以一种有意义的方式与自己及自己的情感联系起来。当你感觉到能量和情绪的变化，感觉到四肢的自由和轻盈时，你的"水箱"就成了活水水箱，你可以随时随地使用它。

　　我希望这本书能作为你的"路线图"，使你的思想、身体和精神达到最和谐的状态。能够与你分享这些关于淋巴健康的知识与方法，从而让你快乐而充满活力，我感到万分荣幸。

祝你的淋巴永远健康！
——丽莎

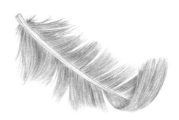

资　源

如何找到适合自己目标的淋巴引流治疗方法

如果你的淋巴水肿是由于遗传或是其他原因引起，如癌症治疗、手术或其他使你有罹患淋巴疾病风险的情况，那么你需要与一位认证淋巴水肿治疗师合作。

· 寻找一位认证淋巴水肿治疗师和使用淋巴引流综合消肿疗法的人，后者是淋巴水肿治疗的黄金标准。

· 只有拥有手法淋巴引流技术认证的治疗师才能使用这个首字母缩略词。

· 治疗淋巴水肿的外科医生：在过去的十年里，用于治疗淋巴水肿的外科手术领域发展迅速。大多数外科医生会与淋巴水肿治疗师合作，你可以向他们咨询，请他们帮你做出正确的选择。

如何找到专业的压力衣裁剪师

如果你需要医疗级的压力衣、绷带或气动泵，你最好和一位认证淋巴水肿治疗师或认证的裁剪师一起挑选。

有些公司有成品压力衣，无须裁剪师便能自行在网上购买。如果你的四肢或身体某一部位不方便穿现成的压力衣，那么你就可以定做一件。你的淋巴水肿治疗师可以帮你买到一件为你量身定制的压力衣。

注意：不合适的套袖或手套会使淋巴水肿加重，它会对你肢体的某些部位施加过多或过少的压力，导致液体倒流，从而加重病情。除了治疗师，一些医疗用品公司还有认证的裁剪师会测量你的手臂、手、腿或其他部位的尺寸，为你选择最适合的压力织物。

淋巴术语表

通道：淋巴按摩中会用到的淋巴管之间的连接，将淋巴液从充血的身体部位转移到功能更健康的区域。例如，腋窝间的通道使淋巴液从胸部流过。

淋巴分布图：人体淋巴系统的引流图。

腋淋巴结：腋窝里的淋巴结，排出手臂、胸部和上半身的大部分淋巴液。

乳糜：液体脂肪产品，其特点是在消化膳食脂肪后产生浑浊的乳白色。乳糜会被小肠的淋巴管吸收，它的特征是浑浊的乳白色。

乳糜池：一种从小肠吸收脂肪的囊，使淋巴呈现乳白色，是胸导管的起点。

淋巴引流综合消肿疗法：由迈克尔和埃塞尔·福迪发明，经医学认可的淋巴水肿治疗方法，包括手法淋巴引流技术、压力绷带和压力织物、运动锻炼、皮肤和指甲护理以及自我护理。

压力衣：用于四肢和其他身体部位，用特殊织物制成，使用梯度压力来减少肿胀，促进淋巴流动。

肘浅淋巴结：肱骨内上髁淋巴结，位于肘窝处，排出来自小臂、手和手指的部分淋巴液。

深层淋巴系统：身体深层区域，如淋巴干和淋巴导管，在颈内静脉和锁骨下静脉的交汇处将过滤后的淋巴液输送回血液循环。

水肿：体液中蛋白质水平低导致的肿胀。

储备功能：淋巴负荷和输送能力之间的关系，使淋巴系统通过增加淋巴输送能力对淋巴液总量的增加做出反应。

胶质淋巴系统：大脑内部利用脑脊液排出废物的淋巴管网络。

肠相关淋巴组织：由派尔集合淋巴结、独立的淋巴滤泡和肠系膜淋巴结组成。

腹股沟淋巴结：在大腿根部皱褶处的一簇淋巴结，排出腿部、下腹部的浅层区域和盆腔的淋巴液。

组织液：细胞之间的液体。

乳糜管：乳糜管合并形成更大的淋巴管，将乳糜输送到胸导管，然后进入体内循环的血液中。

脂肪水肿：一种由体内不正常的脂肪沉积引起的遗传病，这种脂肪沉积会阻塞淋巴管。

腰淋巴结：这些淋巴结位于膈肌和骨盆之间，主要过滤盆腔器官和腹壁的淋巴液。

淋巴 / 淋巴液：淋巴系统从组织间隙吸收的水、白细胞、细胞废物、多余的蛋白质、病原体和脂肪。

淋巴负荷：淋巴中被淋巴系统清除的物质，如代谢废物、细胞碎片、蛋白质、激素、脂溶性维生素和免疫细胞。

淋巴结：身体内的过滤站，储存白细胞并从组织液中过滤杂质和病原体。

淋巴结病：任何与淋巴结有关的疾病。

淋巴管：位于两个心形瓣膜之间的单向集合淋巴管。

输入淋巴管：将淋巴液输入淋巴结的淋巴管，这些淋巴液中含有抗原递呈细胞、抗原、效应 T 淋巴细胞、记忆 T 淋巴细胞和调节性 T 淋巴细胞。

毛细淋巴管：重叠的内皮细胞，它们类似于毛细血管，不同的是，它们是可渗透的，允许淋巴液进入。

集合淋巴管：也被称为淋巴管，它们收集和输送淋巴液。

淋巴引流：一种专注于让淋巴液通过淋巴系统的软组织按摩手法。

淋巴排毒：淋巴引流的别名。

淋巴教育与研究网：一家非营利组织，拥有很好的在线资源，提供淋巴水肿和其他淋巴相关疾病的信息。

输出淋巴管：将过滤、清洗后的淋巴液输送出淋巴结的淋巴管。

淋巴系统整体健康：指的是一种利用淋巴充血症状和其他在淋巴系统功能和影响疾病中发挥作用的共患病来衡量淋巴健

康的方法。

前集合淋巴管： 推动淋巴液进入更大的淋巴管。它们由平滑肌细胞和瓣膜组成，用来吸收淋巴液和调节淋巴向一个方向流动。

淋巴干： 淋巴网络的深层区域，接收来自器官、四肢以及区域淋巴结和胸导管之间的最终连接区域的淋巴液。

淋巴水肿： 一种疾病，在组织中积聚了富含蛋白质的淋巴液，引起慢性肿胀。

淋巴细胞： 淋巴器官中产生的白细胞，用于抵抗感染、细菌和病原体。

淋巴器官： 小淋巴组织块含有白细胞，在细菌聚集的区域抵御疾病，包括骨髓、扁桃体、腺样体、胸腺、黏膜相关淋巴组织、肠道相关淋巴组织、脾脏、阑尾、派尔集合淋巴结和尿道。

淋巴分区： 将淋巴液引流到局部淋巴结的身体区域。

巨噬细胞： 抵抗感染和病原体的白细胞。

乳房淋巴结： 靠近胸骨和肋间（肋肌）的内淋巴结链，它引流一部分乳房淋巴液。

肠系膜淋巴结： 引流胃肠道淋巴液的腹腔内淋巴结，属于肠道相关淋巴组织的一部分。

黏膜相关淋巴组织： 包括皮肤、眼睛、鼻子、嘴、鼻咽、扁桃体、唾液腺、甲状腺、乳房、肺部、呼吸系统、泌尿系统和胃肠道的黏膜。

腘淋巴结：位于膝盖后面的淋巴结。

安全因素：通过增加运输淋巴的能力来应对淋巴负荷增加的安全功能。

锁骨下静脉：颈底左右淋巴结与颈内静脉形成连接处，使淋巴返回静脉系统。

浅层淋巴系统：皮下淋巴管系统的第一层，在淋巴液进入身体更深层的淋巴前，负责输送来自间质的淋巴液。

锁骨上淋巴结：锁骨上方颈部根部的淋巴结。

胸导管：人体最大的淋巴管，开始于腹部，向上流经身体中心，将淋巴液输送回颈部附近的左锁骨下静脉的血液中。

输送能力：淋巴系统在一段时间内所能处理和输送的最大淋巴液量，由淋巴管充满淋巴液的能力和它们推动淋巴液的收缩频率决定。在健康的淋巴系统中，输送能力超过淋巴负荷大约 10 倍。

区界线：淋巴组织的边界。

致　谢

　　在此我要衷心感谢很多人，感谢他们的慷慨、支持和奉献。没有他们，这些信息可能还停留在口口相传的阶段。

　　首先感谢我的客户，感谢你们每个人，感谢你们的信心和信任，感谢你们与我分享你们走向健康的旅程。

　　致我的守护天使、最棒的经纪人，达多·德维斯卡迪，是你让我出书的梦想成真！我深感惭愧，并深深感激你对我坚定不移的信任、你的远见、你的精准引导和精神指导。你敦促我尽可能积极、简洁地分享我的工作，使它可以为每个人提供最大的治疗潜力。永远感谢你给了我这个机会，感谢你不可抗拒的魅力和精明能干。

　　凯伦·莫林，我的最佳合著者，我的啦啦队长、组织大师和语言老师。能和你合作，我真是太幸运了。你孜孜不倦、行动迅速地助我"生下了这头野兽"。每当我陷入语言的风暴，迷失方向，你极度的专注和投入是我的指南针。我珍视你的信心、你对卓越的追求、你令人愉悦的智慧和丰富的经验，并从心底感谢你对这个项目的奉献和对我个人的付出。很荣幸能和你一起完成这本书——因为你的参与，我将永远珍惜这一创作。

艾玛·立登，杰出的插画家！你是一位才华横溢的艺术家。我做梦也想不到会有一位如此优秀的伙伴，能凭借丰富的想象力把我想象中美丽的淋巴河流变为现实。更重要的是，你我心有灵犀，你能把每个小细节都画得完美无缺（而且能为此连续数日不眠不休）！你仅仅依据我画在便利贴上的幼稚涂鸦，就能把我脑子里想象的画面转化为艺术珍品。我殷切地期待着全世界的人都能像我一样看到你充满魅力和魔力的才华，谢谢你用你的优雅来装点这本书。

朱莉·威尔，现在我知道他们为什么称你为出版界女王了。你是个编辑天才，还是有着敏锐头脑的完美主义者。感谢你让淋巴的力量和淋巴科学不再遥不可及，而是让读者随手可得。没有你出色的指导，我不可能成功。我深深地感激你！

艾玛·库波尔——衷心感谢你富有洞察力的编辑工作。你才华横溢，读者们要感谢你（和朱莉）把他们想知道的内容讲得这么清晰明了。

邦妮·莱昂–伯曼，感谢你运用乾坤挪移大法帮我编纂成书，你的创意天赋体现在每一张书页上。能和你们组成一个团队，我感到非常幸运。非常感谢有远见的领导者凯伦·里纳尔蒂，经验丰富的营销能手布莱恩·佩兰，卓越与天才的公关魔法师叶莲娜·尼斯比特，社交专家劳拉·科尔和超棒的文案编辑林恩·安德森，因为你们的努力工作，这本书最好的版本才能送到更多读者手里。

马特——我亲爱的丈夫，一个正直而温柔的人。你耐心、投入、激动而自豪地一遍又一遍地聆听着每个细节。从相识到一起组建家庭，这是我们做过的最明智的事情。我还要感谢我们可爱的儿子艾萨克和埃迪——你们的好奇心、幽默、热情和爱心都是我梦想的源泉。能够做你们的妈妈，我感到无比幸运，和你们一起做巧克力曲奇饼干推动我到达了终点。你们三个都是了不起的人，是你们给予了我很多的鼓励。我每一天都对你们心存感激，我非常爱你们。

还要感谢我的哥哥史蒂夫、嫂子罗宾、侄女杰米和侄子伊森。我可以毫不夸张地说：我就像中了"兄弟姐妹和家庭"的彩票。史蒂夫，无论我身处逆境还是顺境，你都一直陪在我身边。你帮我铺就了一条通向未来的道路，一条会让妈妈骄傲的路。如果没有你的关怀备至和超感知觉，我早已不知身在何处。

亲爱的爸爸，妈妈去世后你就成了我需要的那个善解人意的家长。你教我如何建立界限、培养自我价值。你慢慢灌输给我冒险和酷爱旅游的意识，一次又一次地提醒我，只要我下定决心，什么都可以做到。谢谢你一直以来尽你所能地支持我。你干起活来也是不达目标决不罢休，现在咱俩是打成平手了……

我的妈妈伊迪，她走在时代的前列。无论在世时还是去世后，她都传播着优雅的力量。她眼中闪烁的笑意，她强烈的自我价值感和同情心，她的精神仍然是我心中的指路明灯，目前她对我的影响比以往任何时候都更加深远。

感谢爱我、支持我的家人，因为你们，我才成为今天的我。我美丽的妹妹蕾妮·莱维特，我幽默的弟弟迈克尔·莱维特和他的家人，格洛里亚、希拉、普莉希拉和马修——我深深地爱着你们！感谢！给予我支持的我丈夫的兄弟姐妹们：阿黛尔和布鲁斯·盖斯莉，还有杰西、本和华金·里维拉，遇到你们就像中了头彩——我的家人，我爱你们！艾迪叔叔、西尔维娅阿姨、朱尔斯叔叔、克里斯汀、艾琳、诺姆叔叔、露易丝阿姨、瑞瓦阿姨、加里叔叔、汉克叔叔和卡罗尔。还有我最特别的表妹罗娜·埃文斯，是她把我引入了这个精神世界。还有我的几十个发自内心教导我的表兄弟和表姐妹。

献给最好的朋友们——你们都以无数种方式为写出这本书做出了贡献：你们的笑声、你们收藏的顶级葡萄酒、你们自制的玉米卷和巧克力、你们的国际冒险经历、你们社会正义工作、你们举办的淋巴研讨会、你们必要的建议和深厚的友谊。巴斯特、麦奇、丹妮拉·李普曼、希拉里·韦伯、凯特·贾维斯、罗斯·麦肯齐、丽贝卡·斯塔尔、利比·马什、朗达、托德、德莉亚、以斯拉、阿里·布赫曼、梅根、大卫·多布肯、蒂芙尼·斯亚特、扬戈·西尔库斯、罗谢尔·罗斯、蒂姆·梅里尔、杰弗里·麦金泰尔、海加兹·法拉吉安、温迪和乔恩·曼特尔。

感谢帮助过我的天使——阿什莉·马戈利斯、拉里·大卫、芙蕾达·平托、珍妮·凯恩、塞尔玛·布莱尔、坎迪斯·纳尔逊、苏珊娜·费尔曼、金伯利、迈克尔·米勒、劳拉·齐斯金、茱莉亚·巴里、戈特弗里德·科尼医生、瑞秋·弗兰肯塔尔、罗里·格林、瑞秋·克鲁帕、约翰、达娜·基伯勒、肖恩·科恩、艾莉森·奥斯瓦尔德、帕姆·多林和杰斯·扎诺蒂。

伊芙琳，第一个支持我做淋巴理疗师的人，那时还没人知道什么是淋巴理疗师。帕特丽夏·威尔兹——我的第一位淋巴老师，她用一双治愈之手和对淋巴引流系统的全身心投入告诉了我如何爱护我的淋巴以及热爱淋巴学。帕特丽夏教会我无条件地接受以及如何让能量流过我的手，成为自我疗愈的催化剂。

我的淋巴学同事和先驱——莫琳·麦克白斯、史蒂夫·诺顿、约阿希姆·祖瑟、冈特·克洛泽、威廉·里皮奇、淋巴教育和研究网络、斯坦利·罗克森博士、凯西·贝茨、基坦·帕特尔博士、国家淋巴学网络、埃米尔医生、埃斯特丽德·沃德医生、迈克尔教授和埃塞尔·福迪教授，是你们保持着淋巴学知识的最高水平，你们的存在让这个世界也变得更加美好。

新千年健康研究所的 H. J. A. 戈谢特博士、卡罗尔·怀特，谢谢你们将我和我的家人照顾得这么好。

最后，非常感谢每一位拿起这本书、对淋巴的力量感到好奇的人！